"十二五"国家重点
出版物出版规划项目 | 《科学美国人》精选系列

U0383502

生机无限：
医学 **2.0**

《环球科学》杂志社
外研社科学出版工作室 | 编

深度解读医学新知

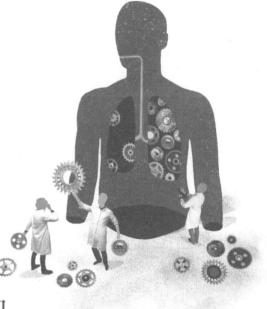

畅销全球170年
《科学美国人》
精选

外语教学与研究出版社
FOREIGN LANGUAGE TEACHING AND RESEARCH PRESS
北京 BEIJING

图书在版编目 (CIP) 数据

生机无限：医学 2.0 /《环球科学》杂志社，外研社科学出版工作室编. —— 北京：外语教学与研究出版社，2015.10（2022.10 重印）
（《科学美国人》精选系列）
ISBN 978-7-5135-6806-7

Ⅰ. ①生… Ⅱ. ①环… ②外… Ⅲ. ①医学－文集 Ⅳ. ①R-53

中国版本图书馆 CIP 数据核字 (2015) 第 263404 号

出 版 人　王　芳
责任编辑　蔡　迪
封面设计　锋尚设计
版式设计　陈　磊
出版发行　外语教学与研究出版社
社　　址　北京市西三环北路 19 号（100089）
网　　址　http://www.fltrp.com
印　　刷　北京华联印刷有限公司
开　　本　710×1000　1/16
印　　张　13.5
版　　次　2015 年 12 月第 1 版　2022 年 10 月第 4 次印刷
书　　号　ISBN 978-7-5135-6806-7
定　　价　59.80 元

购书咨询：（010）88819926　电子邮箱：club@fltrp.com
外研书店：https://waiyants.tmall.com
凡印刷、装订质量问题，请联系我社印制部
联系电话：（010）61207896　电子邮箱：zhijian@fltrp.com
凡侵权、盗版书籍线索，请联系我社法律事务部
举报电话：（010）88817519　电子邮箱：banquan@fltrp.com
物料号：268060101

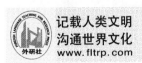

《科学美国人》精选系列

丛书顾问

陈宗周

丛书主编

刘　芳　　章思英

褚　波　　刘晓楠

丛书编辑（按姓氏笔画排序）

杜建刚　　吴　兰　　何　铭　　罗　凯

韩晶晶　　蔡　迪　　廖红艳

生机与危机

王一方

北京大学医学人文研究院教授

北京大学科学史与科学哲学中心研究员

在人类的生老病死问题上，一直弥漫着乐观与悲观两种情绪，"生机无限"是前者的信条，"危机四伏"则是后者的心结。细说起来，各有各的道理。技术进步，财富效应增进了人类的健康福利，生机多了起来，但要抵达"无限"的疆域似乎还比较遥远。医学科学的宿命无法超越，那就是生命的不确定性，疾病转归的偶然性。所谓"生死无常""病入膏肓"的隐喻都提醒我们，潜在的危机无所不在，医学不可能全知全能，尽善尽美。

但看一看医学技术进步的成绩单，的确是彩霞满天。不是吗？仅看本书小标题就令人兴奋不已，"培养皿长出视网膜""用意识控制假肢""降压药驯服癌症""治愈癌症将成现实"。于是乎，坚信生机无限的乐观主义声音成为主流，并成为这本"医学2.0"的关键词。不过，编者似乎还不想让读者飘飘然起来，不忘告诫读者"长寿基因导致老年病""老化细胞竟是癌症帮凶"，早已被人类宣布彻底消灭的天花并"未死"，还有可能死灰复燃。这样，人们面对"生机无限"的命题就变得警觉、审慎起来。也许，我们的正确的态度应该是追求生机"无限"，接纳生机"有限"，不忘危机四伏。

人常说时势比人强，文中"基因疗法准备就绪"的话题就被近期的一个新闻事件推到了风口浪尖上。2015年1月30日，时任美国总统奥巴马（Barack Obama）宣布一项名为"精准医学"的计划，打算通过分析100多万名美国志愿者的基因信息，更好地了解疾病形成机理，进而为开发相应药物、实现"精准施药"铺平道路。路透社报道，这项计划的核心在于创建一个囊括各个年龄阶层、各种身体状况的男女志愿者库，研究遗传性变异对人体健康和疾病形成产生的影响。善于煽情的奥巴马说，"精准医学"给予了我们一个实现全新医学突破的伟大机会；时任美国国家卫生研究院院长弗朗西斯·柯林斯（Francis Collins）在新闻发布会上告诉媒体，"精准医学"项目的短期目标是为癌症找到更多更好的治疗手段，长期目标则是为实现多种疾病的个性化治疗提供有价值的信息。"精准医学"的工具之一就是屡遭挫折的基因治疗。振兴基因治疗的第一步是赢得资助，美国联邦政府将从2016年财政预算中为这一项目划拨2.15亿美元经费。其中，1.3亿美元将拨给美国国家卫生研究院，用于资助研究团体和志愿者招募；7000万美元将流向美国国家卫生研究院下设的美国国家癌症研究所，用于癌症形成机理及其治疗药物的相关研究。

据说拐点是一个成功的临床案例，刊于2011年的《科学》（Science）杂志。这篇报道是美国一对龙凤胎的"童话故事"。他们从小就患了遗传性的肌无力。幸好龙凤胎的父亲从事生物技术工作，决定检测孩子和全体家人的基因。结果查出了龙凤胎的基因缺陷为多巴胺的分泌系统障碍。补充了所需多巴胺的龙凤胎如今已经在大学里正常地学习和生活。于是，在美国一度遭人遗弃的基因疗法重新成为热门领域。2014年10月，从事基因治疗业务的一家公司Spark Therapeutics从费城儿童医院筹得5000万美元，希望能在两年内推出针对某种遗传性失明的新疗法。2013年以来，已经有11家企业从风险投资商和资本市场筹得至少6.18亿美元。目前预测二代基因测序的全球市场规模为200亿美元，并将极大带动药品研发、肿瘤诊断和个性化临床应用，其快速发展的市场规模难以估计。由此看来，技术的大戏还未开锣，资本扩张与博弈的大戏早已热闹非凡。

毫无疑问，患者的生机就是医药巨头们的生意，总会与华尔街资本大亨们的发财梦捆绑在一起。生机变成生意，谋福利转为谋利润，细想起来不免让人心生不安，但这却是我们这个时代技术进步的原动力之一。

对沉重话题敬而远之的读者可以关注"为何美味难以抗拒？""运动改造人体""细菌主宰人体"——食物成瘾机制、运动塑造健康身体、人菌和谐相处等内容不仅是脑力激荡的媒介，还是恋爱男女与友朋交往中的好谈资。理工男，文艺女，餐桌上，健身房，旅游途中，说者无意，听者有心，也许还会冷不防冒出一句："你咋懂得那么多呀！"

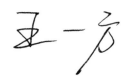

科学奇迹的见证者

陈宗周

《环球科学》杂志社社长

1845年8月28日，一张名为《科学美国人》的科普小报在美国纽约诞生了。创刊之时，创办者鲁弗斯·波特（Rufus M. Porter）就曾豪迈地放言：当其他时政报和大众报被人遗忘时，我们的刊物仍将保持它的优点与价值。

他说对了，当同时或之后创办的大多数美国报刊都消失得无影无踪时，170岁的《科学美国人》依然青春常驻、风采迷人。

如今，《科学美国人》早已由最初的科普小报变成了印刷精美、内容丰富的月刊，成为全球科普杂志的标杆。到目前为止，它的作者，包括了爱因斯坦、玻尔等152位诺贝尔奖得主——他们中的大多数是在成为《科学美国人》的作者之后，再摘取了那顶桂冠的。它的无数读者，从爱迪生到比尔·盖茨，都在《科学美国人》这里获得知识与灵感。

从创刊到今天的一个多世纪里，《科学美国人》一直是世界前沿科学的记录者，是一个个科学奇迹的见证者。1877年，爱迪生发明了留声机，当他带着那个人类历史上从未有过的机器怪物在纽约宣传时，他的第一站便选择了《科学美国人》编辑部。爱迪生径直走进编辑部，把机器放在一张办公桌上，然后留声机开始说话了："编辑先生们，你们伏案工作很辛苦，爱迪生先生托我向你们问好！"正在工作的编辑们惊讶得目瞪口呆，手中的笔停在空中，久久不能落下。这一幕，被《科学美国人》记录下来。1877年12月，《科学美国人》刊文，详细介绍了爱迪生的这一伟大发明，留声机从此载入史册。

留声机，不过是《科学美国人》见证的无数科学奇迹和科学发现中的一个例子。

可以简要看看《科学美国人》报道的历史：达尔文发表《物种起源》，《科学美国人》马上跟进，进行了深度报道；莱特兄弟在《科学美国人》编辑的激励下，揭示了他们飞行器的细节，刊物还发表评论并给莱特兄弟颁发银质奖杯，作为对他们飞行距离不断进步的奖励；当"太空时代"开启，《科学美国人》立即浓墨重彩地报道，把人类太空探索的新成果、新思维传播给大众。

今天，科学技术的发展更加迅猛，《科学美国人》的报道因此更加精彩纷呈。新能源汽车、私人航天飞行、光伏发电、干细胞医疗、DNA计算机、家用机器人、"上帝粒子"、量子通信……

《科学美国人》始终把读者带领到科学最前沿，一起见证科学奇迹。

《科学美国人》也将追求科学严谨与科学通俗相结合的传统保持至今并与时俱进。于是，在今天的互联网时代，《科学美国人》及其网站当之无愧地成为报道世界前沿科学、普及科学知识的最权威科普媒体。

科学是无国界的，《科学美国人》也很快传向了全世界。今天，包括中文版在内，《科学美国人》在全球用15种语言出版国际版本。

《科学美国人》在中国的故事同样传奇。这本科普杂志与中国结缘，是杨振宁先生牵线，并得到了党和国家领导人的热心支持。1972年7月1日，在周恩来总理于人民大会堂新疆厅举行的宴请中，杨先生向周总理提出了建议：中国要加强科普工作，《科学美国人》这样的优秀科普刊物，值得引进和翻译。由于中国当时正处于"文革"时期，杨先生的建议6年后才得到落实。1978年，在"全国科学大会"召开前夕，《科学美国人》杂志中文版开始试刊。1979年，《科学美国人》中文版正式出版。《科学美国人》引入中国，还得到了时任副总理的邓小平以及时任国家科委主任的方毅（后担任副总理）的支持。一本科普刊物在中国受到如此高度的关注，体现了国家对科普工作的重视，同时，也反映出刊物本身的科学魅力。

如今，《科学美国人》在中国的传奇故事仍在续写。作为《科学美国人》在中国的版权合作方，《环球科学》杂志在新时期下，充分利用互联网时代全新的通信、翻译与编辑手段，让《科学美国人》的中文内容更贴近今天读者的需求，更广泛地接触到普通大众，迅速成为了中国影响力最大的科普期刊之一。

《科学美国人》的特色与风格十分鲜明。它刊出的文章，大多由工作在科学最前沿的科学家撰写，他们在写作过程中会与具有科学敏感性和科普传播经验的科学编辑进行反复讨论。科学家与科学编辑之间充分交流，有时还有科学作家与科学记者加入写作团队，这样的科普创作过程，保证了文章能够真实、准确地报道科学前沿，同时也让读者大众阅读时兴趣盎然，激发起他们对科学的关注与热爱。这种追求科学前沿性、严谨性与科学通俗性、普及性相结合的办刊特色，使《科学美国人》在科学家和大众中都赢得了巨大声誉。

《科学美国人》的风格也很引人注目。以英文版语言风格为例，所刊文章语言规范、严谨，但又生动、活泼，甚至不乏幽默，并且反映了当代英语的发展与变化。由于《科学美国人》反映了最新的科学知识，又反映了规范、新鲜的英语，因而它的内容常常被美国针对外国留学生的英语水平考试选作试题，近年有时也出现在中国全国性的英语考试试题中。

《环球科学》创刊后，很注意保持《科学美国人》的特色与风格，并根据中国读者的需求有所创新，同样受到了广泛欢迎，有些内容还被选入国家考试的试题。

为了让更多中国读者了解世界科学的最新进展与成就、开阔科学视野、提升科学素养与创新能力，《环球科学》杂志社和外语教学与研究出版社展开合作，编辑出版能反映科学前沿动态和最新科学思维、科学方法与科学理念的"《科学美国人》精选系列"丛书。

丛书内容精选自近几年《环球科学》刊载的文章，按主题划分，结集出版。这些主题汇总起来，构成了今天世界科学的全貌。

丛书的特色与风格也正如《环球科学》和《科学美国人》一样，中国读者不仅能从中了解科学前沿和最新的科学理念，还能受到科学大师的思想启迪与精神感染，并了解世界最顶尖的科学记者与撰稿人如何报道科学进展与事件。

在我们努力建设创新型国家的今天，编辑出版"《科学美国人》精选系列"丛书，无疑具有很重要的意义。展望未来，我们希望，在《环球科学》以及这些丛书的读者中，能出现像爱因斯坦那样的科学家、爱迪生那样的发明家、比尔·盖茨那样的科技企业家。我们相信，我们的读者会创造出无数的科学奇迹。

未来中国，一切皆有可能。

目录

绝大部分HIV感染者，都会慢慢发展成艾滋病患者。但极少一部分HIV感染者却有非凡的免疫控制力，他们不经任何治疗，就能把体内的病毒长期控制在很低的水平，不会发展成艾滋病。研究这些非凡控制者的免疫机制，不仅能为治愈艾滋病带来启示，也为研制出艾滋病疫苗带来希望。

科学家们在培养皿中利用"悬浮培养"技术，诱导干细胞自发形成了结构完整的视网膜。这为很多眼疾患者带来希望。

用意识直接控制假肢运动的技术日渐成熟。瘫痪的人们将能够通过大脑思维控制假肢，重新获得运动能力。这不仅是神经工程学领域的重大突破，更为有行动障碍的人们带来福音。

新的研究发现，血液与脑组织之间的血脑屏障并非一道密封的"砖墙"。弄清楚血脑屏障的开关机制，将有助于科学家开发新的药物或疗法，来治疗包括脑瘤在内的多种大脑疾病。

目前，研究人员正致力于为医疗机构研发一种新型设备，它可以即时探测几乎所有病原体。通过网络将这些设备整合起来，卫生部门能更早监测到疾病暴发，更及时地拯救生命。

为何美味
难以抗拒？

贪食竟然与药物成瘾相似？新的脑科学研究揭示了，为什么富含脂肪和糖分的美味食品会使越来越多的人变胖。（原载于《科学美国人》中文版《环球科学》2013年第10期。）

撰文 / 保罗·肯尼（Paul J. Kenny）

翻译 / 冯胜闯

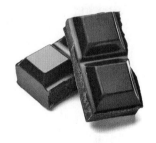

┄┄┄┄┄┄┄ 精彩速览 ┄┄┄┄┄┄┄

新的科学发现表明，过量进食并非是一种类似于自控缺失的行为障碍，也并非由激素失衡导致。

富含脂肪和糖分的食物会使大脑的奖赏系统活动增强，从而使人对大脑发出的停止进食的指令置之不理。在这种情况下，一个人会越吃越想吃。这种机制是否就是成瘾呢？只有在能够促进有效疗法的产生时，对它的讨论才变得重要。

药物利莫那班（rimonabant）可以减弱抽烟者摄入尼古丁的欲望，同时也能降低食欲，但它却有着危险的副作用。

要了解大脑的过量进食网络和毒品成瘾通路是否相同，对成瘾的治疗方法能否用于控制肥胖症的流行，我们还需要做更进一步的研究。

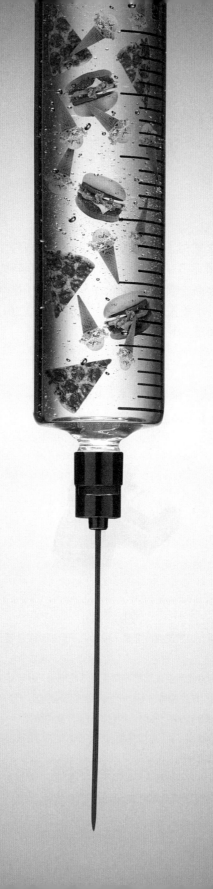

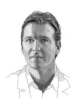

保罗·肯尼是美国斯克里普斯研究所
（The Scripps Research Institute）的助理
教授，他主要研究毒品成瘾、肥胖症和
精神分裂症的机制以及这些障碍的治疗
方法。

一只大鼠会冒着生命危险去吃一块巧克力吗？最近，我得到了答案。在实验室里，
我们不仅给大鼠提供了常规食物，让它们可以不受限制地摄取，而且还提供了"自助大
餐"——香肠、奶酪蛋糕、巧克力等高热量美食。结果，这些大鼠很少去吃健康但清淡
的常规食物，几乎只吃"自助大餐"。于是，它们的体重开始增加，变得肥胖。

然后，当大鼠们吃东西时，我们会通过闪光发出警告——它们的脚部即将受到电
击。吃清淡饮食时，大鼠看到闪光就会立刻停止进食，狼狈逃窜；但吃着美食的胖大
鼠们看到闪光时，仍然只顾着大快朵颐——尽管它们接受过训练，知道闪光代表着什
么。这说明，享受美食带来的快感"压制"了大鼠们的自我保护本能。

我们的结果和剑桥大学的巴里·埃弗里特（Barry Everitt）曾做过的实验一致。不
过，他的大鼠是对可卡因不能自拔。

这些胖大鼠是对食物上瘾了吗？明知后果很严重，却无法抑制某种行为，这是一
种很常见的成瘾表现。科学家在人类身上也发现了类似的强迫现象。几乎所有肥胖者
都说，他们很想少吃一些，也知道过量进食会对自己的健康和生活造成极坏的影响，
但他们无法自控，仍然继续过量进食。

当人们吃下一定量的食物后，大脑会发出信号，让人们停止进食。但研究表明，
过量进食会使大脑中的奖赏系统更加活跃——一些人的奖赏系统甚至活跃到让人们不
顾大脑的警告。肥胖者就像酗酒者和吸毒者一样，他们吃得越多就越想吃。不论贪食

3

是否算一种真正意义上的成瘾，只要它和吸毒一样，是以同一种方式刺激同样的大脑回路，那么抑制奖赏系统的药物就可以帮助肥胖者少吃一些。

奖赏系统被"劫持"

以前，人们仅将肥胖症当成一种行为障碍——超重的人通常缺乏意志力和自控能力。20世纪90年代初，人们对肥胖的看法发生了巨大变化——至少在科学界是如此。

第一次观念转变，起始于美国杰克逊实验室（Jackson Laboratory）的道格拉斯·科尔曼（Douglas Coleman）和洛克菲勒大学的杰弗里·弗里德曼（Jeffrey Friedman）所做的开创性工作。他们的实验使用了两个品种的小鼠，来寻找导致小鼠过量进食的原因。这两种小鼠先天就容易患上肥胖症和糖尿病。研究人员发现，其中一种小鼠存在一个遗传缺陷，导致脂肪细胞无法分泌瘦素（leptin）。小鼠和人类一样，一顿饱餐过后，身体通常都会分泌瘦素，抑制食欲，避免过度进食。而这些胖小鼠因为缺失瘦素，非常贪食。随后，研究人员在第二种小鼠中也发现了一个遗传缺陷。这一缺陷导致这种小鼠的身体无法对瘦素做出反应，因而无法调节自身的进食行为。这些发现似乎清楚地表明，激素可以调节动物的食欲，进而调节体重。实际上，激素失衡确实会导致过量进食——在一些拥有与瘦素相关的遗传缺陷的家族中，肥胖症十分常见。

但有两个发现表明，将肥胖症单纯视为激素障碍，显得过于简单。第一，在美国和其他地方，只有一小部分肥胖者在食欲相关的激素上存在遗传缺陷。第二，我们原本估计，当我们检测肥胖者的血液样本时，会发现抑制食欲的激素水平较低，或是促进食欲的激素水平较高，但事实正好相反——肥胖者体内，抑制食欲的激素水平通常都很高，包括瘦素和胰岛素。

现在，是时候让"食物成瘾"这个概念出场了。控制食欲的激素会影响下丘脑中的摄食回路（feeding circuit），也会作用于大脑中控制奖赏感、产生美妙感觉的系统。如果你已经很久没有吃东西了，就会花费大量的时间、精力和金钱去获取食物，并且食物吃起来也会更加美味！正如一句古老的谚语所说——饥饿是最好的调味品。

饥饿时，激素会使大脑中与食物相关的奖赏回路，尤其是纹状体（striatum）的活跃程度增强。纹状体中，内啡肽（endorphin）的含量很高，这种化学物质能够提升愉悦感和奖赏感。

进食的时候，胃肠道会释放抑制食欲的激素，削弱纹状体及奖赏系统的其他组成部分发出的使人愉悦的信号。这个过程会使食物变得不那么诱人，因此你就会从饮食转向其他可以带来愉悦感的行为。调节食欲的激素某种程度上是通过控制进食时的愉悦感来控制饮食行为的。

不过，现代的一些富含脂肪和糖分的食物，在视觉上也非常诱人，很能刺激食欲，强烈影响奖赏系统，压制激素的抑制作用，进而促使我们继续进食。这些食物刺激奖赏系统的强度，远胜瘦素的抑制能力。我们都有这样的经历：你刚吃完一顿大餐，饱到不能再多吃一口。但是，当巧克力蛋糕出现时，你却能奇迹般地为这最后一小口"腾出地方"——这一小口恰恰是当天食物中热量最高的。

这就是问题所在。我们进化出了一个有效的大脑系统，它通过发出信号指示何时应该进食，何时应该停止，以使我们保持健康和稳定的体重。但是，诱人的食物常常能压制这些信号，使体重不断增加。

随着体重增加，为了对抗那些诱人的外部信号，人体会分泌更多的食欲抑制激素（如瘦素和胰岛素），然而这些激素的效果却会逐渐下降，因为人体会对这些激素的作用产生耐受性。美国布鲁克黑文国家实验室（Brookhaven National Laboratory）和俄勒冈研究所（Oregon Research Institute）的研究人员所做的大脑成像研究表明，超重者的大脑奖赏系统对食物，甚至是诱人的垃圾食品反应微弱。奖赏回路被抑制，使肥胖者情绪低落。如何克服这种情绪呢？只有吃更多的美食，才能获取暂时的快乐。这就形成了一种恶性循环：肥胖者只有通过过量进食，才能体验到普通人在正常饮食中就能享受到的愉悦感。

看来，肥胖症并不是源于意志力缺乏，也并不总是由激素失衡导致。至少在一些情况下，肥胖症的产生是因为享乐式的过量进食"操控"了大脑的奖赏系统。正如吸毒一样，过量进食在奖赏回路中建立了一个反馈循环——吃得越多，食欲越强，而满足这种食欲也会变得越来越困难。

但是，享乐式进食是否就是成瘾呢？

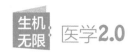

进食成瘾？

毒品（如吗啡）刺激大脑奖赏回路的方式和食物是一样的。但两者之间的相似性不止这些。当吗啡注射到大鼠的纹状体时，即便已经吃饱了，大鼠们依然会大吃大喝。这种反应表明，吗啡和其他鸦片制剂与内啡肽这样的神经递质（大脑中传递神经信号的化学物质）作用相似。不同的是，内啡肽是大脑中自然产生的刺激进食行为的神经递质。

因此我们推测，阻断内啡肽的药物能够减少享乐式的过量进食行为。研究表明，注射内啡肽阻断剂，确实能减弱人类和啮齿类动物在面对诱人食物时奖赏回路的活动——受试者的食量有所减少。阻断剂同样也降低了成瘾者的海洛因、酒精和可卡因摄入量。这些发现说明，享乐式的过量进食和毒品成瘾，在生理机制上是相同的。很明显的一点是，注射了内啡肽阻断剂之后，那些每天大吃大喝的大鼠表现出了类似戒断反应的行为，而这种行为通常在吸毒者中出现。这是一种非常值得注意的现象，它说明享乐式的过量进食能够诱发一种类似于毒品上瘾的状态。

这些发现使人们更加相信，在某种情况下，过量进食和毒品成瘾有共同的核心表征。类似的情形，也出现在另一种基本的神经递质上，那就是多巴胺。所有已知的使人成瘾的毒品，都会促使大脑释放多巴胺，进入纹状体。在动机产生的过程中，多巴胺扮演着非常重要的角色，它会促使人们寻求毒品。尽管具体的机制还在争论中，但多数专家表示，正是多巴胺的这种作用导致了成瘾的形成。事实表明，诱人的食物同样也能促进多巴胺分泌，进入纹状体，使人们专注于寻找和享用食物。大脑成像研究也告诉我们，肥胖者的纹状体中，多巴胺的一种受体——多巴胺D2受体（D2R）的数量比较少。而在酒精、鸦片制剂、可卡因或者甲基安非他明（methamphetamine，俗称"冰毒"）成瘾者中，情况也是如此。

现在我们知道，D2R天生就比较少的人，肥胖症和毒品成瘾的遗传风险更高。D2R水平较低将导致大脑奖赏回路的活跃度较低。这也意味着，这一人群通过过量进食才能获得通常程度的愉悦感。他们不大容易学会保护性措施，避免可能带来严重后果的行为；他们的大脑系统在抑制有风险但会带来奖赏感的行为（比如吃高热量的食物或者吸毒）时，也不能有效地发挥作用。

我们实验室的大鼠实验支持上述观点。那些不顾电击警告、吃自助美食的肥胖大鼠的纹状体中，D2R水平较低。我们的研究以及其他研究都表明，吸食毒品成瘾的大

食物成瘾

大脑会告诉我们何时进食，何时停止，以使人体维持健康的体重。而激素可能通过调节进食回路，控制我们的食欲和满足感（蓝色）。但是，富含脂肪和糖分的食物会激发一部分人过量进食（红色）。吃得越多，就越想吃，这是一种在毒品成瘾中常见的感觉。

过量进食：大脑中的奖赏系统"劫持"了控制系统

富含脂肪和糖分的食物促使纹状体产生内啡肽，这种化学物质使人"感觉良好"，会导致过量进食。这些食物也激发纹状体向参与决策的前额皮层释放多巴胺（红线），引发进食行为。对某些人来说，内啡肽、多巴胺和其他控制大脑奖赏系统的化学物质，会压制吃饱时停止进食的激素信号。虽然他们知道继续进食的负面后果，但依然会产生摄入高热量食物的强烈动机，由此导致了肥胖。

治疗前景

与过量进食高热量食物一样，使人成瘾的毒品会促进多巴胺释放，在大脑中形成反馈回路，刺激人们去寻求更多毒品。能够切断这种回路的药物，可能不仅能够减轻毒品依赖，同时也能控制过量进食行为。

抑制进食（粉色荧光）
促进进食（绿色荧光）
腹侧被盖区
丘脑
纹状体
内啡肽
弓状核
食欲刺激激素
食欲抑制激素
前额皮层
多巴胺
孤束核
下丘脑
杏仁核
视觉
海马体
嗅觉
味觉

正常饮食：激素指示何时进食、何时停止

来自肠胃的食欲刺激激素（蓝色实线）会激活下丘脑的进食回路，同时也会激活腹侧被盖区以及纹状体等奖赏中枢，从而提升进食的愉悦感。当胃肠被食物充满，血糖水平升高后，瘦素和胰岛素等食欲抑制激素会被释放（蓝色虚线）到下丘脑及奖赏中枢，从而抑制食欲和愉悦感，使食物的吸引力降低。

鼠和喜欢过度进食的肥胖大鼠，即便知道会面临严重后果，也会继续吸食毒品或过度进食。同样，很多肥胖者都曾和不良的饮食习惯做过激烈斗争，甚至会去做一些如胃旁路手术（gastric bypass）之类的有风险的手术，以便控制饮食。但通常，他们都会"旧病复发"，再度过量进食，再度变胖。

在坏习惯中获得一种短暂的愉悦，然后试图戒除，最后又复发——这听起来很像是毒品上瘾的经历。最新的研究似乎说明，肥胖症是由一种难以克制的要满足大脑奖赏中枢（即愉悦中枢）的动机所导致的，肥胖者的激素和代谢失常可能是体重增加的后果而非原因。

肥胖者的"曙光"

肥胖症和成瘾之间的相似性，使得一些科学家认为，需要用同样的方式治疗这两种疾病。一些人建议，将肥胖症列入最近一版的《精神障碍诊断与统计手册》（*Diagnostic and Statistical Manual of Mental Disorders*，提供精神疾病诊断指导的精神病学"圣经"，其第五版被称为DSM-5）。这项提议引起了神经科学家和精神病学家之间的激烈争论。DSM的仲裁机构为了避免给肥胖者贴上精神疾病患者的标签，最终没有采纳这项提议。

需要注意的是，尽管肥胖和成瘾有很多相似之处，但两者在一些重要方面还是不同的。例如，如果食物可以导致成瘾，那么它应该包含某种导致成瘾的独特物质——如果你愿意，可以把它称为垃圾食品中的"尼古丁"。美国佛罗里达大学的尼科尔·阿韦纳（Nicole Avena）、普林斯顿大学的巴特利·霍贝尔（Bartley Hoebel）等人做的研究，都比较肯定地表明，成瘾是由某些脂肪或糖类导致的。美国波士顿儿童医院的戴维·路德维希（David Ludwig）所做的一个小规模研究也表明，精加工的、可被迅速消化的碳水化合物会刺激食欲。但是，研究从整体上显示，没有哪一种食物成分可以单独诱发类似成瘾的行为。只不过脂肪和糖类的组合，加上它们所含的热量，似乎能够将食物的"享乐效果"最大化。

其他科学家，包括英国剑桥大学的希沙姆·齐亚丁（Hisham Ziauddeen）、萨达夫·法鲁基（I. Sadaf Farooqi）以及保罗·弗莱彻（Paul C. Fletcher）都认为，肥胖者和毒品成瘾者身上所出现的耐受性和戒断反应，并非基于同样的机制。肥胖症和毒品成瘾是根本不同的。他们的观点同样饱受争议。肥胖者必须通过吃更多的东西，来对抗大脑奖赏回路活跃度的降低，这很像耐受性。而且体重降低引发的负面情绪和抑郁，与试图戒毒的成瘾者所经历的感受十分相似。这表明可能存在戒断反应。

也有其他专家认为，食物成瘾的看法十分荒谬，因为从某种意义上讲，我们都对食物上瘾。否则，我们可能根本无法生存。

我认为肥胖症成因的关键在于，如今的高热量食物能以某种方式压制正常的生物反馈机制，而其他食物则无法做到这一点。在几百万年的进化过程中，人类关心的并非抑制食欲，而是狩猎、采集或种植足够多的作物，以便在食物匮乏时能够生存。也许，我们的摄食回路的作用，更多的是在我们饥饿时刺激进食，而非在我们吃饱时抑制进食。有一点不难理解——如果不清楚何时能够再次获得食物，为了生存，大脑会将过量进食高热量食物作为最优选择。只是随着社会的进步，这种行为也许不再合适了，甚至在食物充裕的世界中会适得其反。

反对肥胖症"成瘾模型"的科学家也很有道理，我也同样担心"成瘾"一词会产生毫无益处的成见。然而，强迫性的进食和吸毒似乎有着明显的共同特征，最显著的就是无法控制摄入量。这些相似点是表面现象，还是源于内在的大脑变化，需要科学家进一步确定。关键的是，要确定肥胖症"成瘾模型"是否具有价值。除非这一模型能帮助我们设计出新的治疗方法，否则相关的争论都只是一些学术活动。

如果"成瘾模型"具有价值，它必须能够精确地预测各种治疗方法会产生的结果，包括那些最新的药物治疗方法。例如，阿瑞娜生物制药公司（Arena Pharmaceuticals）的新药必维克（Belviq）最近获得了美国食品和药物管理局的上市批准，适用于肥胖或超重的成年人。这种药物可以促进机体产生一种名叫5 - 羟色胺2C受体（serotonin 2C receptor）的蛋白质。实验表明，这种蛋白质可以减弱大鼠摄取尼古丁的欲望。

还有一种被称为利莫那班的药物，曾在欧洲获得批准，用来抑制肥胖者的食欲。这种药物利用了大麻能够增进食欲的特性——人在吸食大麻后会感到饥饿。大麻会激活大脑中一种名叫大麻素受体1（cannabinoid receptor 1）的蛋白质，因此研究人员推断，抑制这种受体会减弱人们对食物的欲望。利莫那班的作用正在于此。这种药物还会产生一个明显的附带作用——降低烟民们抽烟的欲望。在实验中，这种药物也会降

9

低大鼠对酒精、鸦片制剂、可卡因等能引起兴奋的物质的欲望。

但是，像对待所有可能有治疗作用的药物一样，我们对利莫那班的副作用也不能掉以轻心。利莫那班可能会引发一些个体的抑郁和自杀倾向。因此，欧洲的监管部门禁止了它的使用，并提醒美国也不要批准这一药物。不过，利莫那班为何会导致抑郁，原因尚不明确。所以，尽管肥胖的"成瘾模型"会催生新的治疗方法，但这些疗法必须经过极为彻底的验证。

在判定过度进食是否是一种成瘾行为之前，科学家必须弄清楚，大脑中的哪些神经网络和细胞适应性是造成药物滥用的深层机制，而这些机制是否也导致了过度进食这样的行为。可卡因和食物的成瘾网络，有可能（甚至极有可能）位于大脑的不同部位，但却以相似的机制运行。科学家还需要确定，促成毒品成瘾和肥胖症的基因变异（如影响D2R的基因变异）是否相同。找到这些基因，可以为研制新药指明新的方向。

不过，就算科学家证明肥胖症是一种食物成瘾，并且发现了抗成瘾的药物帮助人们减肥，但在今日，肥胖者仍然面临一个困境——他们可能被过量进食的家人、朋友和同事所包围。暴露在这种环境中，他们将一次又一次地遭受美食的挑逗和诱惑，极有可能"重蹈覆辙"。我们从正在戒除毒品成瘾和酒精依赖的患者那里观察到，环境暗示是激起欲望和积习难改的重要原因。看起来，在充满脂肪和诱惑的当今社会，对于任何一位肥胖者来说，减肥都可谓困难重重啊。

▌扩展阅读

Leptin Receptor Signaling in Midbrain Dopamine Neurons Regulates Feeding. Jonathan D. Hommel et al. in *Neuron*, Vol. 51, No. 6, pages 801–810; September 21, 2006.

Relation between Obesity and Blunted Striatal Response to Food Is Moderated by TaqIA A1 Allele. E. Stice et al. in *Science*, Vol. 322, pages 449–452; October 17, 2008.

Dopamine D2 Receptors in Addiction-Like Reward Dysfunction and Compulsive Eating in Obese Rats. Paul M. Johnson and Paul J. Kenny in *Nature Neuroscience*, Vol. 13, pages 635–641; May 2010.

Obesity and the Brain: How Convincing Is the Addiction Model? Hisham Ziauddeen, I. Sadaf Farooqi and Paul C. Fletcher in *Nature Reviews Neuroscience*, Vol. 13, pages 279–286; April 2012.

关于卡路里 我们都错了

消化是一个非常复杂的过程，几乎很难用简单的数字来准确描述。多种因素导致人体真正摄入的能量与食品标签上的数值相去甚远！（原载于《科学美国人》中文版《环球科学》2013年第10期。）

撰文 / 罗伯·邓恩（Rob Dunn）

翻译 / 程永强

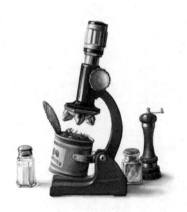

| 精彩速览 |

现在，几乎所有预包装食品的标签上都会标注热量数值。由于这些数值是基于一种平均计算方法得出的，并没有考虑消化过程的复杂性，因此绝大多数都不准确。

最新的研究发现，我们从食物中究竟能摄取多少热量，取决于食物的种类、烹饪方式、肠道菌群的种类以及消化不同食物所需要的能量。

当前的热量计算方法并没有考虑以上因素。消化是一个极其复杂的过程，以至于即使我们想改进食物热量的计算方法，也几乎不可能得出绝对准确的结果。

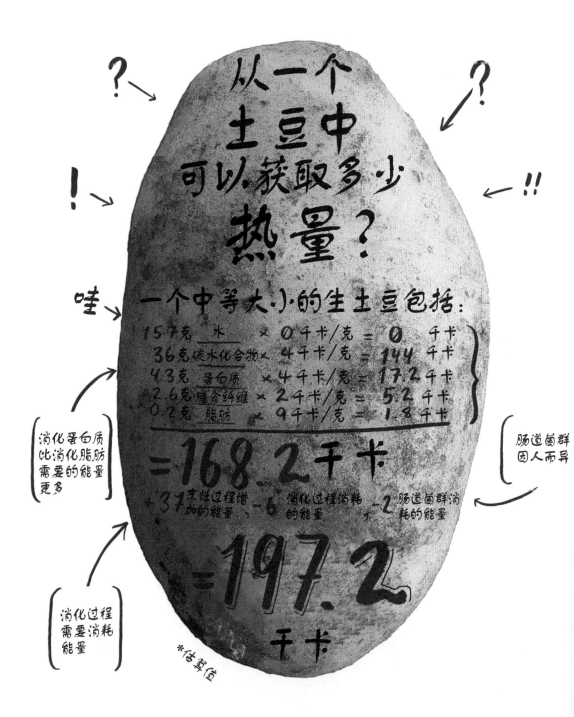

从一个土豆中可以获取多少热量？

一个中等大小的生土豆包括：

15.7克	水	×	0千卡/克	=	0 千卡
36克	碳水化合物	×	4千卡/克	=	144 千卡
4.3克	蛋白质	×	4千卡/克	=	17.2 千卡
2.6克	膳食纤维	×	2千卡/克	=	5.2 千卡
0.2克	脂肪	×	9千卡/克	=	1.8 千卡

= 168.2 千卡

+37 享饪过程增 -6 消化过程消耗 -2 肠道菌群消
加的能量 的能量 耗的能量

= 197.2 千卡

消化蛋白质比消化脂肪需要的能量更多

肠道菌群因人而异

消化过程需要消耗能量

*估算值

哇

? ! !! ?

罗伯·邓恩是北卡罗来纳州立大学的生物学家，也是一位作家，多次在《博物学》（*Natural History*）、《史密森学会杂志》（*Smithsonian*）和《国家地理》（*National Geographic*）以及其他出版物上发表文章。他的最新作品是《我们身体中的野生生命》（*The Wild Life of Our Bodies*）。

在我学术生涯的某个特殊时期，我致力于从成堆的鸸鹋（一种擅长奔跑的澳大利亚特有物种）粪便中挑选出完整的种子。这样做的目的是，了解鸸鹋摄入的种子通过消化系统后，完好无损并且可以生根发芽的概率有多高。我和同事收集到了数千颗种子，然后种植、等待。最终，这些种子长成了一片小树林。

显然，鸸鹋摄食的植物在逐渐进化，以保证其种子可以不受消化作用的破坏，完整存活下来。鸟类希望尽可能多地从果实（包括种子）中得到热量，而植物也为繁衍后代、延续物种下足了功夫。后来，我逐渐意识到，人类也在和我们的食物进行着"战争"。在这场博弈中，我们对"战利品"——热量的计算是完全错误的。

食物是身体能量的来源。口腔、胃和肠道中的消化酶，将复杂的食物分子分解为糖和氨基酸等可以通过血管进入身体各个组织的小分子。机体细胞利用蕴含在这些小分子化学键中的能量，来维持人体的新陈代谢。计算各种食物中的热量时常用的单位是千卡（kilocalorie，也称"大卡"，约等于4.2×10^3焦耳）。1千卡是指1千克水温度升高1摄氏度所需的热量。1克脂肪大约能提供9千卡的热量，而1克碳水化合物或蛋白质仅能提供4千卡。1克膳食纤维仅能提供2千卡热量，因为人体消化道中的酶很难将它分解成小分子。

你所见过的所有食品标签上的热量数值，都是基于以上近似值或相关推论而计算出来的。但是，用这些近似值计算热量基于这样一个假设——得到以上数据的那些在19世纪的实验室中完成的实验，能够准确地反映不同身体条件的人从不同食物中获得的能量。而新的研究却表明，该假设过于简化了真实情况。想要准确计算出一个人从某种食物中获得的总能量，必须将一系列复杂因素考虑其中，比如：食物是否可以抵抗胃肠道的消化作用；煮制、烘焙、微波炉加热以及酒烧等烹饪方法会怎样改变食物的结构和化学性质；人体分解不同食物需要多少能量，消化道中数以亿计的细菌能在多大程度上促进消化，它们又会从人体中获取多少能量等。

营养学家正在研究更多关于食品热量的内容，并设想提高热量标签的准确性。但是他们发现，消化是一个极其复杂的过程。人类可能永远都无法找到一个绝对可靠的公式，来计算我们能从食物中获取多少能量。

一个难以敲开的坚果

19世纪，美国化学家威尔伯·阿特沃特（Wilbur Olin Atwater）创建了一套标准，用以计算每克脂肪、蛋白质或碳水化合物中所含能量的平均值，该标准沿用至今。在当时的条件下，阿特沃特尽了他最大的努力，然而实际情况却是，没有任何一种食物可以使用平均值来计算热量，因为每种食物都有独特的消化方式。

蔬菜的消化方式就千差万别。我们食用的蔬菜包含了各种植物的根、茎、叶。一些植物茎叶细胞的细胞壁会比其他植物的坚固很多。即使在同一种植物中，细胞壁的坚固程度也会有所不同，比如老叶的细胞壁通常比嫩叶的坚固。一般而言，在植物性食材中，细胞壁越脆弱、越容易被分解，我们能够从中获取的热量就越多。烹饪很容易将菠菜和西葫芦的细胞壁破坏，但对付木薯或荸荠就没那么容易了。如果细胞壁不受破坏，食物就能够保存宝贵的能量，完整地通过人体而不被消化掉（你可以想象一下完整的玉米粒）。

植物需要不断适应环境。它们不仅进化出越来越美味的果实，吸引更多动物来食用，也产生了越来越难以消化的种子。植物第一次进化出果实和坚果的时间是在白垩纪（1.45亿年前~0.65亿年前），哺乳动物出现不久之后。果实的进化是最受青睐的一种自然进化，美味而容易消化的果实能够吸引动物。植物借助这些动物散播种子，从而获得更大的进化优势。植物也倾向于让种子和坚果朝着难以消化的方向进化，毕竟，种子和坚果需要从鸟类、蝙蝠、啮齿类动物和猴子的肠道中留存下来，才能传播植物的基因。

研究表明，与蛋白质、碳水化合物和脂肪含量相当的其他食物相比，花生、开心果、杏仁很难被完全消化，这意味着它们提供的热量要比其他类似食物少。美国农业部的珍妮特·诺沃特尼（Janet Novotny）和她的同事新发表的一份研究结果表明，进食一份杏仁仅能获得129千卡的热量，而不是标签上标出的170千卡。他们的测试方法是，让受试者摄入完全一样的食物，仅杏仁的量有所不同，然后检测粪便和尿液中未被人体利用的能量，从而计算得出被人体吸收的热量。

一些食物虽然无法抵抗消化作用，但不同食物的消化方式存在着明显的差异。消化蛋白质所需的能量比消化脂肪的能量多五倍，因为蛋白酶必须将蛋白质内氨基酸间牢固的化学键打开。但食品标签并没有考虑这一能量消耗。与之相对，有些食物，例如蜂蜜，几乎不需要消化系统的作用就可被人体吸收。它们在胃中就被分解，然后快速通过小肠壁，进入血液——消化过程到此为止。

还有一些食物需要人体的免疫系统来识别并处理食物中携带的病原体。没有人认真地计算过这一过程中消耗的能量，但其数值可能并不小。很多具有潜在风险的食源性病原体会在没熟透的肉上繁殖。即使我们的免疫系统不对这些病原体发起任何攻击，但仍需要在第一时间分辨"敌友"，这一过程会消耗大量能量。更不必说如果生肉中的病原体导致腹泻，能量将会大量损失了。

烹饪意味着什么？

也许，现今的食品热量标签存在的最大问题是，它们没考虑到一项日常活动——炖、炸、煎等烹饪过程，能在很大程度上改变我们从食物中获得的热量。现任职于哈佛大学的生物学家理查德·兰厄姆（Richard Wrangham）在研究野生大猩猩的摄食行为时，曾亲自上阵，尝试与大猩猩吃同样的食物。但这些食物总是使他处于饥饿之中，他最终不得不回归到人类的饮食。这使他开始相信，学会烹饪食物——用火加热食物并用石头将其敲碎，是人类进化的一个里程碑。鸸鹋并不会烹饪食物，猿类也不掌握任何烹饪食物的方法。然而，世界上所有的人类文明都拥有加工和烹饪食物的技术。我们可以磨碎食物，可以加热食物，可以让食物发酵。当人类学会烹饪食物，尤其是烹饪肉类后，从食物中获得的热量显著地提高了。兰厄姆认为，人类能够从熟食中获取更多的热量，才能进化出并滋养与身体尺寸相比过分庞大的大脑。但是直到现在，仍没有人能够通过对照实验，对加工过程如何改变食品所能提供的热量进行精确的研究。

雷切尔·卡莫迪（Rachel Carmody）曾是兰厄姆实验室的一名研究生。她和同事给成年雄性小鼠喂食甘薯或瘦牛肉。她所采用的食物分为生且完整的、生且捣碎的、煮熟且完整的以及煮熟且捣碎的四个组别，并且让小鼠无节制地进食四天。无论食用捣碎还是完整生甘薯的小鼠，体重均减少了4克左右；而食用熟甘薯的小鼠，体重均增加了。与之相似，吃熟肉的小鼠比吃生肉的重了1克。这样的结果是具有生物学意义的。加热可以加速蛋白质的分解，从而促进蛋白质的消化吸收，同时也可以杀死细菌，并有可能降低免疫系统进攻病原体所消耗的能量。

卡莫迪的实验结论同样适用于工业生产。在2010年的一项研究中，受试者进食一份600千卡或者800千卡的含有葵花籽、谷粒和车打奶酪的全麦面包。相对于那些吃等量的白面包和加工奶酪制品的受试者而言，前者会多消耗一倍的能量用于消化。因此，人们食用全麦面包会比食用白面包少获得10%的能量。

即使两个人所吃食物完全相同，比如重量、烹饪方式完全相同的熟甘薯或熟牛肉，他们仍然会获得不同的能量。卡莫迪和同事利用基因高度相似的近亲交配小鼠做实验，结果发现，即使给予同样的食物，小鼠的生长情况仍然有差异。人在各种特性上都存在个体差异，包括一些不显著的特征，例如肠道的长短等。测量人的结肠已经不是热门的项目了，但在20世纪初，很多欧洲科学家对这项研究十分狂热。他们发现，一些俄罗斯人的大肠平均长度会比波兰人长大约57厘米。由于吸收营养的最后阶段是在大肠，吃相同量的食物，俄罗斯人会比波兰人多得到一些热量。人体内产生的特定种类的酶也有所不同。从某些指标来看，大多数成年人体内不能制造乳糖酶，这种酶对牛奶中乳糖的分解是必需的。因此，拿铁咖啡（含有大量的牛奶）对于有些人来说是高热量饮品，而对于另一些人却只是没什么热量的解渴之物。

科学家们开始将肠道菌群视为人体的一种特殊器官。而不同个体的肠道菌群也存在着很大差异。在人体肠道中，有两种类型的细菌占有优势地位，它们是拟杆菌（Bacteroidetes）和厚壁菌（Firmicutes）。研究人员发现肥胖人群的肠道中拥有更多的厚壁菌，并由此推测，一些人的肥胖在一定程度上是由于厚壁菌数量过多引起的。过多的厚壁菌可以使人体更有效地代谢食物，因此会有更多的营养物质被人体吸收而不是被排出体外。如果这些营养物质没有被利用，就会以脂肪的形式储存起来。另外，有一些细菌仅在特定人群肠道内存在。例如，某些日本人的大肠中存在一种能够有效分解海藻的独特细菌。研究发现，这种细菌是从存在于生海藻色拉中的一种海洋细菌那里，"偷"来了消化海藻的特殊基因。

现代饮食中含有众多容易消化的加工食品，这导致肠道中能够消化纤维类物质的细菌数量有所减少，而人体自身的酶却难以消化纤维类物质。如果我们的肠道继续保持这样不利于细菌生长的环境，我们从芹菜这类富含纤维素的食物中所获得的热量可能会越来越少。

尽管现在我们对人体消化过程有了新的认识，但几乎没有人尝试去改进食品标签中热量的计算方法。我们可以对阿特沃特建立的体系做出调整，来解决坚果消化过程中的热量计算问题。我们甚至可以对坚果逐个计算热量，并推广到对不同食物的热量计算。这一调整需要科学家借鉴诺沃特尼及其同事研究杏仁的方法——每研究一种食物都需要采集粪便和尿液。根据美国食品和药物管理局的规定，该机构不会阻止食品经销商根据这些新的研究结果来改变热量数值。更大的挑战在于，需要根据不同的加工方式来修订食品标签，到目前为止，还没有任何人试图进行这样的修正。

但是，即使我们彻底地修正了食物热量的计算方法，也不可能精确地计算出我们从食物中获得的热量到底有多少，因为食物、人体以及体内微生物之间的相互作用实在太过复杂。食品标签的最终目的是，帮助我们在超市的各种食品中做出最明智的选择。仅仅根据标签上的热量数值来衡量食品的好坏，是一个过于简单的方法。也许这样可以帮助我们减轻体重，但并不见得会增进我们的健康。

我们需要从人体生物学的角度，对我们从食物中获得的热量进行更细致的思考。加工食品太容易被胃和肠道消化，以至于人体很轻易就能获得大量能量。反之，蔬菜、坚果或全谷物食品需要很多的分解消化过程才能使人体获得能量，同时，比加工食品提供了更多的维生素，有利于维持正常的肠道菌群。因此，对于那些想要吃得更健康并降低热量摄入的人来说，减少精加工食品而增加相对粗糙的食品是更合理的选择。这种饮食方式或许可以被称为"鸸鹋式膳食"。

扩展阅读

Postprandial Energy Expenditure in Whole-Food and Processed-Food Meals: Implications for Daily Energy Expenditure. Sadie B. Barr and JonathanC. Wright in *Food & Nutrition Research*, Vol. 54; 2010.

Discrepancy between the Atwater Factor Predicted and Empirically Measured Energy Values of Almonds in Human Diets. Janet A. Novotny, Sarah K. Gebauer and David J. Baer in *American Journal of Clinical Nutrition*,Vol. 96, No. 2, pages 296–301; August 1, 2012.

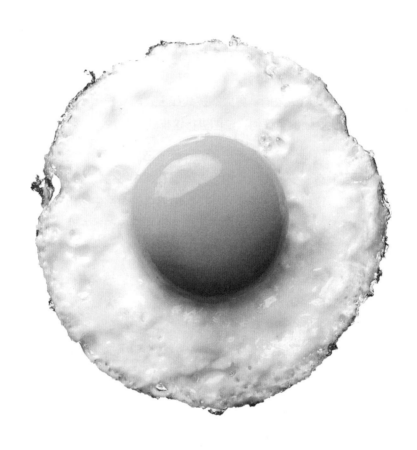

肥胖元凶：
糖分VS.脂肪

食物使人发胖的原因，是热量过多，还是食物中碳水化合物比例太大？新研究也许将给出最准确的结论。（原载于《科学美国人》中文版《环球科学》2013年第10期。）

撰文 / 加里·陶布斯（Gary Taubes）

翻译 / 谈　笑

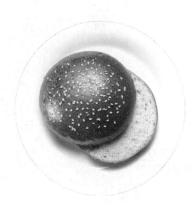

―――| 精彩速览 |―――

　　摄入热量太多与不当的饮食结构（尤其是摄入易于被消化吸收的碳水化合物），究竟谁是导致肥胖的罪魁祸首？虽然营养学家认为答案不言而喻，但还从未有人通过严谨的科学实验来验证相关理论。

　　现在，一个名为"营养科学倡议"（Nutrition Science Initiative）的非营利机构，打算通过试验来回答这个问题。参与试验的志愿者，将在配备有能量代谢测量装置的封闭设施中居住一段时间，研究人员则通过精确调整他们的食物热量摄入量和营养物质比例，搞清楚脂肪积聚的具体机制。

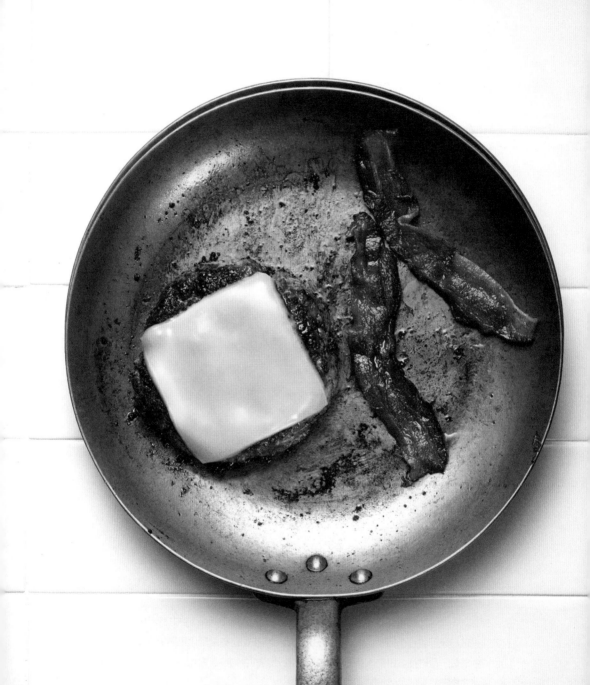

摄影 特拉维斯·拉思伯恩（Travis Rathbone）

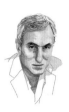

加里·陶布斯是非营利研究机构"营养科学倡议"的创始人之一，著有《我们为什么会变胖：我们该怎么办》（*Why We Get Fat: And What to Do about It*）一书。

为什么我们中有这么多人变得肥胖？这个问题似乎不难回答。世界卫生组织认为，肥胖及超重的根本原因，是能量摄入和消耗的不平衡。简单地讲，就是我们吃得太多，运动太少，或者两者兼而有之。按照这个解释，人体任何多余的热量，不管来源于蛋白质、碳水化合物还是脂肪（食物的三大主要成分，即所谓的"三大营养物质"），最终都会转化为体重。因此，肥胖的解决方法说到底还是——少吃，多运动。

但是，人们对这一传统解决方法的质疑也一直挥之不去，原因不言而喻：少吃多运动的口号已经广为流传了40年，但人类的体形却如吹气球般膨胀，肥胖率之高史无前例。今天，超过三分之一的美国人体重超标——这是40年前的两倍多，全球范围内的肥胖者更是超过五亿。

在发胖的同时，代谢紊乱也开始困扰越来越多的人。Ⅱ型糖尿病是代谢紊乱疾病的一种，患者体内与营养物质吸收和贮存相关的激素水平存在异常。值得注意的是，肥胖人士患上Ⅱ型糖尿病的概率远高于体重正常者。

广为人知的解决办法和日益严重的现实情况，两者的矛盾意味着两种可能性。第一种可能性是，我们对肥胖成因的分析是正确的，但肥胖者（无论是由于遗传因素，还是因为后天的环境因素、行为因素造成了肥胖）缺乏足够的动力或毅力去减肥。第二种可能性是，我们对肥胖成因的认识存在根本性错误，因此那些所谓的减肥方法也就成了无稽之谈。

如果第二种可能性正确，或许我们该重拾早在第二次世界大战前，就被欧洲学者接受的一种观点。这个观点认为，造成肥胖的原因不是能量失衡，而是源于一种类似激素缺陷的机制。诱发这一缺陷产生的，可能是人们日常摄入的碳水化合物的数量和质量。依照这个思路，人们在解释肥胖成因时所犯的根本性错误在于：将食物所含的热量视为增加体重的直接因素——不论摄入的是牛油果、牛排、面包，还是碳酸饮料；而没有考虑食物本身，尤其是食物中的碳水化合物对体内某些激素的作用，而恰恰是这些激素控制着人体脂肪的积累。

研究人员经常把能量失衡作为肥胖的成因，人们可能会因此认为，这种观点应该在几十年前就经过了严格的试验验证。但实际上，科学层面的验证从未发生过。即使不考虑高昂的成本，这类试验的实施难度也很大。研究人员总是想当然地认为，这个观点无懈可击，根本没必要耗费精力去证明——我们之所以胖，还能有什么原因呢，无非是吃得太多了。结果，当代最严重的健康问题——肥胖、糖尿病及其并发症的发病率持续上升，其背后的科学原理却悬而未决。

十多年来，通过对肥胖生理机制及过往历史的研究，我越发肯定地认为，要想真正对付肥胖只有一个办法：重新思考并严格验证我们所认为的肥胖成因。去年，我与癌症专家彼得·阿蒂亚（Peter Attia）共同创立了名为"营养科学倡议"的非营利机构，目的是找出肥胖的生理机制。在劳拉及约翰·阿诺德基金会（Laura and John Arnold Foundation）的资助下，我们将一些原本各自独立研究的科学家招募在一起，设计试验方案，非常严谨地验证肥胖（更宽泛地说是体重增长）相关的假说。劳拉及约翰·阿诺德基金会承诺，会承担"营养科学倡议"目前研究预算的60%，并在三年内提供总额为4000万美元的运营费用。研究人员会对每一个线索探究到底。如果一切按计划进行，五六年后，我们对肥胖的生理机制将会有明确的认识。

激素失调导致肥胖？

为了理解激素假说为什么这么受科学家欢迎，我们需要了解能量失衡假说的短板在哪里。吃得多，消耗得少会导致肥胖的观点，可能源于热力学第一定律。这一定律仅仅表明能量是守恒的，既不能被创造，也不会凭空消失。所以，任何生物体摄入的热量，无非通过代谢被转化为其他形式、被释放出去或贮存起来。如果我们摄入的总热量超出消耗及排出的总和，那剩余部分必然会被贮存起来，这就意味着我们会变胖、变重。

这种说法看似有理有据，但它无法解释为什么人们摄入的热量要超出消耗的热量，更不能回答为什么超出的部分会转化成脂肪，积聚在体内。而这些"为什么"，正是亟待回答的问题。

为什么脂肪细胞会过量聚集脂肪分子？为什么多余的脂肪分子没有进入代谢循环，转化为其他能量？为什么多余的脂肪更容易在特定的身体部位堆积……这些问题需要用生物学，而非物理学来解释，仅仅一句"摄入了过多的热量"是没什么意义的。

要回答以上疑问，不可避免地要考虑体内的各种激素——尤其是胰岛素——在促进脂肪累积的过程中所扮演的角色。胰岛素的作用是调节体内的葡萄糖水平。当人体摄入含较多碳水化合物的食物后，血液中的葡萄糖浓度会升高，胰腺随之释放更多的胰岛素，将葡萄糖浓度控制在安全水平内。可以说，胰岛素扮演着体内信号的角色，它促使肌肉、器官乃至脂肪细胞吸收葡萄糖，将其转化为热量。胰岛素也会让脂肪细胞存储脂肪（包括一日三餐中的脂肪），作为后备能量。所以，当体内胰岛素浓度较高时，脂肪细胞会存储脂肪，其他细胞则会优先选择葡萄糖（而不是脂肪）作为能量来源。

葡萄糖主要由日常食物中的淀粉、谷物及糖类提供。（当摄入的食物中不含碳水化合物时，肝脏会利用体内的蛋白质合成葡萄糖。）我们所摄入的碳水化合物越容易被消化，血液中葡萄糖浓度上升的幅度越大，速率越快。（食物中的纤维素和脂肪成分会延缓这一过程。）因此，食用精加工的谷物和淀粉，会加剧体内胰岛素的释放。另外，诸如蔗糖和高果糖浆这样的糖类，在胰岛素分泌机制中也扮演关键角色。这些糖类由大量的果糖分子组成，而大部分果糖由肝细胞负责代谢。很多科学研究显示，大量的果糖可能是机体细胞产生"胰岛素耐受性"重要诱因之一。这种耐受性一旦形成，机体便需要更多的胰岛素才能有效控制血糖水平。按照激素假说，这会导致一天中人体内胰岛素处于高水平的时间变长，使得越来越多的脂肪被贮存下来，而不是转化成热量。即使每天只会贮存10或20千卡的热量，数十年下来就会造成肥胖。

根据这一假说，唯一能避免或者打破恶性循环的途径是减少糖类和其他碳水化合物的摄入量，以免胰岛素水平上升。这样，人体自然会分解体内存贮的脂肪来获取能量。即使摄取的总热量没有任何变化，让人体"燃烧"脂肪而非碳水化合物，从逻辑上说应该是可能的——体内激素不断地指示细胞"燃烧"脂肪，进而增加能量消耗。按照这种观点，要想消除体内过多的脂肪，必须限制碳水化合物的摄取，最好是用脂肪取而代之，这样就不会刺激胰岛素的分泌。

激素假说指出，正在世界范围内蔓延的肥胖和Ⅱ型糖尿病（这种糖尿病在很大程度上是由胰岛素耐受性引起的），主要是由日常食物中的谷类食物和糖分导致的。激素假说也认为解决这些健康问题的第一步，不是看人们吃了多少，有多大运动量，而是要避免摄入糖类，少吃高淀粉类蔬菜和谷物食物。

观点的演变

在关于肥胖的公众认知中，能量失衡假说并不是一直占据着今天这样的主导地位。在第二次世界大战前，欧洲的学术权威和绝大多数医学教科书都认为，肥胖和其他生理紊乱一样，都与激素调节上的缺陷相关。当时的科学家认为，之所以会出现肥胖，是因为影响脂肪存贮的激素和酶发生了异常变化。

最初的激素假说是在一百多年前，由德国内科专家古斯塔夫·冯·贝格曼（Gustav von Bergmann）医生提出的。如今，德国内科医学学会（German Society of Internal Medicine）颁发的最高荣誉——古斯塔夫·冯·贝格曼奖章，便是以他的名字命名。贝格曼创造了"亲脂性"（lipophilia）这一术语来形容体内不同组织积聚脂肪的能力。正如身体的一些部位体毛更旺盛一样，脂肪也喜欢囤积在体内的某些特定部位。贝格曼认为，这种"亲脂倾向"必然由一些生理因素决定。

然而，第二次世界大战后，随着英语取代德语成为科学界的通用语言，上述假说也淡出了人们的视野。激素假说在当时被抛弃的另一个原因是技术手段的限制。要想弄清楚脂肪在脂肪细胞内积聚的机制和肥胖的生物学基础，首先得有一些可靠的技术手段，精确检测血液中的脂肪酸和激素含量，但这些技术一直到20世纪50年代末才问世。

到了20世纪60年代中期，科学家已经认识到胰岛素在调节脂肪积累过程中的重要作用。但也是从那时起，肥胖已经被认为是由饮食失调引起，而其治疗方法，也是诱导或强迫患者减少热量摄入。当时的研究还发现，血液中的胆固醇浓度与心脏病的患病风险相关。营养学家认为，饱和脂肪酸是造成这一问题的罪魁祸首。一时间，低脂肪、高碳水化合物的食物备受专家们推崇，而碳水化合物造成肥胖（或是糖尿病和心脏病）的观点，则被人们迅速遗忘了。

不过，仍有少数医生支持激素假说，并且著书呼吁：只要尽量避免摄入碳水化合物，肥胖者可以想吃就吃，一样能达到减肥的目的。但是，当时一些最有影响力的专家认为，人们变胖就是因为想吃就吃，没有节制，因此那些支持激素假说的著作和作者备受质疑。

罗伯特·阿特金斯（Robert C. Atkins）是这些作者中最有名的一位。他提出了一个被很多人认为荒谬且危险的观点，即尽量避免摄入碳水化合物的同时，可以大快朵颐，吃那些富含饱和脂肪酸的食物而不必担心发胖，无论是龙虾纽堡（一种高脂美式菜肴）还是双层芝士汉堡。

前所未有的精确试验

过去20年中，越来越多的证据表明，几十年前的那些医生的观点或许是正确的——对于我们为何变胖，激素假说是一个合理的解释；由饮食中的糖分引起的胰岛素抵抗，不仅是Ⅱ型糖尿病，也是心脏病乃至癌症的重要诱发因素。所以，通过严格的试验，弄清楚碳水化合物和胰岛素的影响，就显得尤为重要。由于此类试验的最终目的在于准确找出诱发肥胖的环境因素，因此，最理想的情况应该是直接寻找导致多余脂肪积聚的生理机制。

但是，肥胖的产生过程往往需要数十年，人体在几个月中积累的脂肪量往往很少，很难被检测到。所以"营养科学倡议"资助的研究人员逆向思考，打算首先通过减肥试验来检验不同假说，这样得出结论所需的时间就可以短很多。然后，他们会根据这批试验的结果，决定未来还需要哪些试验来进一步阐明肥胖的机制，确定究竟哪种肥胖假说是正确的。

关键的初步试验会由美国哥伦比亚大学、美国国家卫生研究院（National Institutes of Health）、美国佛罗里达医院 - 桑福德 - 伯纳姆转化医学研究中心（Florida Hospital-Sanford-Burnham Translational Research Institute）以及彭宁顿生物医学研究中心（Pennington Biomedical Research Center）的研究人员共同开展。在整个试验期间，16名超重和肥胖的受试者将受到"严格监控"，他们会被封闭在实验设施中，各种实验设备会精确检测他们摄入的热量以及消耗的能量。试验的第一阶段，受试者得到的食物类似当今美国人的日常饮食——由50%的碳水化合物（其中糖类占食物总量的15%）、35%的脂肪以及15%的蛋白质构成。研究人员会非常细致地调整受试者摄入的热量，直到受试者的身体脂肪既不会增多，也不会减少。换句话说，直到"能量代谢房"（metabolic chamber，即前文提到的封闭的实验设施）的测量结果显示，受试者摄入的热量恰好等于消耗的能量为止。而在第二阶段，受试者获得的食物所含热量不变，但食物结构则会完全不同。

调整后，饮食中碳水化合物所占的比重非常低——仅有5%，而且是肉类、鱼类、禽肉、蛋类、奶酪、动植物油以及绿色蔬菜中天然携带的碳水化合物。食物中蛋白质的

肥胖的成因

热量 vs. 碳水化合物，谁在导致肥胖？

在接下来的若干年，"营养科学倡议"资助的研究人员，计划通过严格的科学实验，来检验关于肥胖成因的两大假说。基于食物热量的能量失衡假说以及基于营养成分比例的激素假说，究竟谁会是最后赢家？

能量失衡假说
传统观点认为，肥胖取决于机体如何调节能量的摄入和消耗。无论摄入的是脂肪、碳水化合物还是蛋白质，只要进食过量，身体脂肪必然增多。所以减肥的唯一途径是控制食量及消耗更多能量。

激素假说
激素假说则将焦点集中在脂肪细胞的生理调节机制上。碳水化合物的摄入使得血糖（葡萄糖）浓度上升，促进胰岛素的分泌。胰岛素会使脂肪细胞停止向机体供能，并可能促进脂肪的积聚。因此，体重上升的根源在于，日常食物中的碳水化合物让体内胰岛素水平居高不下。

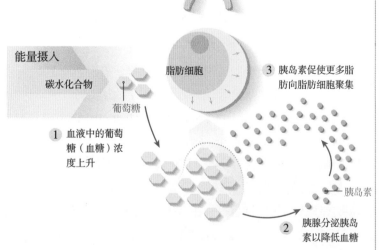

比重与调整前相同，仍占总热量的15%。至于剩下80%的热量，则都由以上日常食物中所含的脂肪来补充。需要注意的是，这个试验的目的并不是测试上述饮食方式是否健康，是否可在日常生活中长期保持，而是希望通过这样的手段，在最短的时间内，最大限度地降低受试者体内的胰岛素水平。

这个试验创造了非常理想的条件，不同的假说在这一条件下有着截然不动的预测。如果能量失衡假说成立，这些受试者在试验结束时体重将不会变化，因为他们摄入和消耗的热量始终相等。这样的话，目前比较流行的看法将获得试验支持——肥胖确实和摄入的热量直接相关，不管热量是来自脂肪、碳水化合物还是蛋白质，效果是一样的。如果营养成分的比例会影响脂肪积聚，那在碳水化合物摄入量受限的情况下，受试者体重和身体脂肪量都会下降，这将是对激素假说的强力支持，说明由于胰岛素的作用，碳水化合物比脂肪和蛋白质更易使人发胖。

严谨的试验可以提供非常精确的数据，但往往耗时费力，这个试验也不例外，仅仅是预试验就将耗费大半年的时间，而后续的大规模试验可能长达三年。随着该项目获得的科研经费越来越多，我们的雄心也越来越大。除了研究肥胖成因，我们还计划通过这项试验，探索特定种类的糖或者其他主要营养物质，在糖尿病、癌症及神经系统紊乱等疾病中所起的作用。这些探索实施起来会有一定难度，但却是可行的。

我们开展这个项目最重要的目的，在于确保公众得到的关于减肥、保健、预防肥胖等方面的各种饮食建议是科学的，而非基于某种成见或盲从。肥胖和Ⅱ型糖尿病不仅严重影响了患者的个人健康，还对公共医疗系统提出了严峻挑战，甚至可能影响整个国家的经济。我们迫切地需要像"营养科学倡议"试验这样的精确研究。只有通过这些精确研究，我们才能知道在目前这场对付肥胖的战斗中，我们是不是犯了致命的错误。

扩展阅读

Insulin and Insulin Resistance. Gisela Wilcox in *Clinical Biochemist Reviews*,Vol. 26,No. 2, pages 19–39; May 2005. www.ncbi.nlm.nih.gov/pmc/articles/PMC1204764
Obesity and Energy Balance: Is the Tail Wagging the Dog? J.C.K. Wells and M. Siervo in *European Journal of Clinical Nutrition*, Vol. 65, No. 11, pages 1173–1189; November 2011.

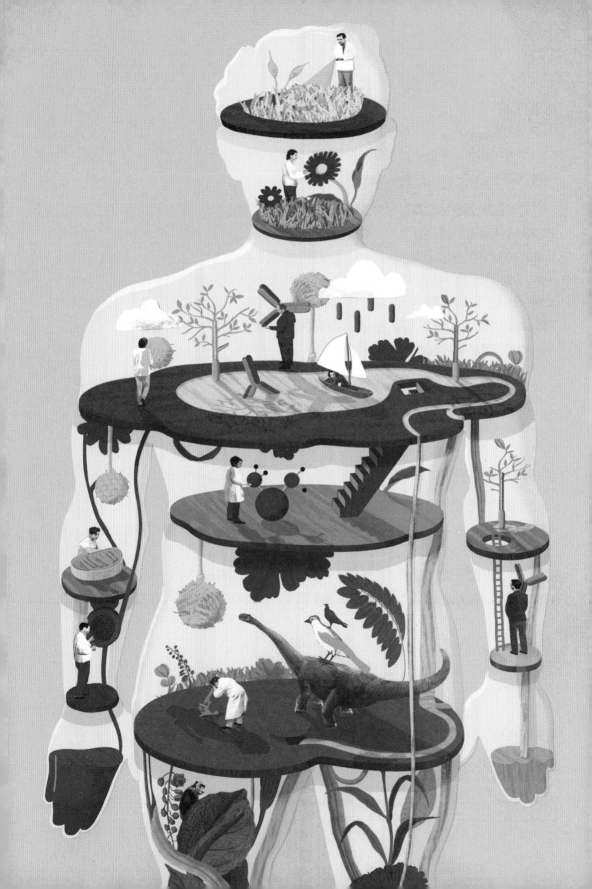

运动 改造人体

拓展认知能力，改善人体对血糖水平的控制能力，增强心血管系统的功能，增加肌肉强度……每个人都知道运动有益健康，其实运动的益处远超出我们的想象。（原载于《科学美国人》中文版《环球科学》2013年第9期。）

撰文 / 莎莉·巴苏克（Shari S. Bassuk）

蒂莫西·丘奇（Timothy S. Church）

乔安·曼森（JoAnn E. Manson）

翻译 / 赵　瑾

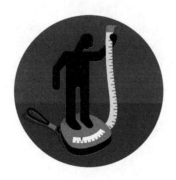

精彩速览

经常进行中高强度体育运动，能够大幅降低个体死于心脏病、中风、糖尿病、癌症及其他疾病的风险。

研究人员最近发现了运动降低罹患心脏病、癌症的风险，帮助控制糖尿病以及协助学习的多种作用机制，这些机制都是我们以前不曾了解的。

然而，长时间的久坐却可能抵消一些经常运动所获得的健康益处。

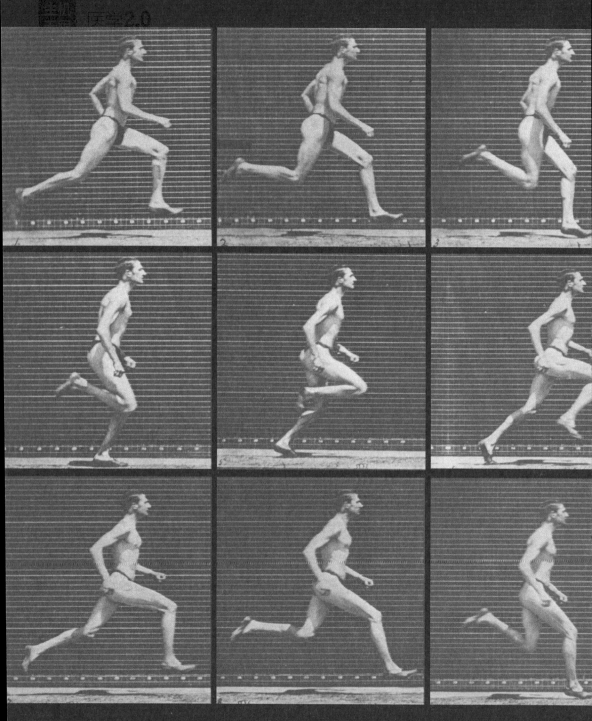

研究起步

莎莉·巴苏克是布里格姆妇女医院（Brigham and Women's Hospital）的流行病学家，同时也是哈佛大学医学院的助理研究员。

蒂莫西·丘奇是美国路易斯安那州立大学彭宁顿生物医学研究中心预防医学研究实验室主任，约翰·麦基尔亨尼讲座教授（John S. McIlhenny Endowed Chair）。

乔安·曼森是布里格姆妇女医院预防医学部主任，哈佛大学医学院医学教授及迈克尔－李·贝尔妇女健康教授（Michael and Lee Bell Professor of Women's Health），同时她也是哈佛大学公共卫生学院流行病学系的教授。

人人都知道生命在于运动。但很少有人意识到，运动其实是我们大部分人都能够做到的，而且也是我们改善或保持健康必做的头等大事。定期运动不仅能够降低罹患或死于心脏病、中风及糖尿病的风险，还能预防某些癌症，改善情绪，强健骨骼，强韧肌肉，提高肺活量，减少跌倒及骨折的风险，以及帮助维持健康体重。而上述这些只是我们比较熟悉的一些运动的益处而已。

在过去几年中，该领域的研究发展迅速，对体育运动益处的认识也不断深入。除了其他好处之外，体育锻炼似乎还能够提升大脑功能（特别是专注力、组织能力和计划能力），减轻某些个体的抑郁及焦虑症状，提升免疫系统发现及抵抗某些癌症的能力。此外，研究人员不再局限于描述定期的体育运动对于健康的明显益处，而开始在细胞和分子水平，深入研究体育锻炼对于动脉粥样硬化患者、糖尿病患者等特定疾病患者的正面影响。

许多研究体育锻炼如何影响人体内各种系统（例如心血管系统、消化系统、内分泌系统以及神经系统等）的项目发现，大多数对健康的益处都来自体育运动对多种生理活动的中小幅度改善，而非对特定细胞或组织中少数生理过程的大幅改变。

研究人员还发现，人们并非只有成为铁人三项运动员才能从锻炼中获益。20年前，预防医学专家几乎只关注高强度运动对于健康的助益。如今，他们也开始强调经常进行中强度运动的益处。在"护士健康研究"（Nurses' Health Study）及"妇女健康倡议计划"（Women's Health Initiative）这两个大型研究项目中，本文作者之一的曼森参与了对于中强度与高强度锻炼对健康助益的比较研究。基于这两个以及其他项目的研究数据，最新的《美国人体育锻炼指南》（2008年出版）建议公众，每周进行至少30分钟的中强度运动（例如快步走）五次或五次以上，或者每周进行一次75分钟的高强度运动（例如慢跑），并且每周进行至少两次30分钟以上的肌肉强化运动。

对这些发现的仔细分析，可以让我们了解到体育锻炼是如何在不知不觉中保护我们的身体，并保持其正常运作的。

即时效应

为了全面地理解这些最新的发现，我们先来了解身体如何应对生理需求的增加。对于不同的个体，体育锻炼可能意味着完全不同的运动。从雪鞋健行（snowshoeing）、游泳到沙滩疾走，体育锻炼的形式多种多样，运动强度也各不相同。有氧运动会显著地提高肌肉的需氧量，需要肺部高强度工作。它对健康的助益最为人们所了解。但是另外一些在原地进行的锻炼（例如举重或平衡练习），也有它们的益处。

科学家们已经研发了一套严谨的方法，在实验室中测量有氧运动的强度。而一种能够在实验室外更经济地测定运动强度的有效方法，就是"说话测试"（talk test）。当体育活动达到中等强度时，你的心跳开始加快，呼吸开始加重。只要你还可以边运动边说话或背诵诗歌，你的运动强度就还处于中等水平。如果你运动时一次只能勉强说出一两个字，那么你就是在进行高强度的锻炼。相比之下，如果你运动时还能唱歌的话，那你的运动强度就非常低了。

无论人体什么时候开始加快步伐，神经系统都会将身体的各个器官调整到相应的运动状态。最初，个体可能会注意到自己感知力变得更敏锐，心跳和呼吸开始加速，身体开始轻微出汗。此时，人体胃肠道和肾脏这类非运动必需的器官内血流量开始减少。同时，运动肌肉内的血管开始扩张，将富含氧的血液输送到肌肉组织中。

进入肌肉细胞中的氧分子会进一步渗入一种名为线粒体的细胞器中，线粒体利用氧分子来为细胞制造能量。人体将较大的食物颗粒分解成葡萄糖分子并将它们吸收，作为线粒体产能过程的基本燃料。在线粒体中，氧分子促使葡萄糖分子发生一种高效产能的氧化反应。在有氧条件下，线粒体中葡萄糖分子的产能效率比无氧条件下高出近20倍。

身体首先利用的是以糖原（glycogen）形式存在于肝脏和肌肉组织中的葡萄糖分子。但随着运动的进行，体内可用的糖原很快被耗尽，甘油三酯（triglyceride，一种脂肪）分子成为主要的能量来源。所有这些体内的氧化反应，都会产生一些副产物，例如乳酸和二氧化碳。这些副产物会从肌肉组织渗入血液中。这些副产物浓度的升高会促进大脑、肺部和心脏的一系列生化反应，使得身体更有效、更轻松地将这些废物从体内清除。

一旦体育活动成为了一种习惯，运动对身体的好处就开始慢慢积累起来。身体开始适应体育活动所增加的各种生理需求，耐力随之提高，而个体也变得越来越健康。举例来说，肺部所处理的氧气量因为呼吸的加深而增加，心脏每次泵出的血液量也会增加。当个体的运动量达到或超过美国政府建议的标准后几周内，通常就会出现这些适应性。而这些适应性还会使人体产生一些生理变化，使个体健康得到长期的改善。

分子变化

从人体各个主要器官的功能到各种基因的启动和关闭，描述体育运动的各种影响的研究数据已经十分庞大。图表"体育运动的益处"就列举了其中一些主要的研究结论。但是我们在本文中关注的是一些新发现的机理，它们有助于解释为什么体育锻炼可以拓展我们的认知能力，改善人体控制血糖水平的能力，增强心血管系统的功能。与运动带来的益处相比，这些变化对于我们日常生活质量的影响更为巨大。

运动员们早就发现运动可以振奋情绪，促进他们的心理健康。然而直到2008年，科学家才终于能够直接测量所谓的"跑步者的快感"（runner's high）——这是一种长时间运动后产生的愉悦感。他们不仅发现，在长跑中，人的大脑会释放出更多的内啡肽，而且确认了这种物质会作用于大脑中掌管强烈情绪的区域。（以前的研究只发现血液中内啡肽含量的增加，而这种增加与大脑中的变化无关。）

最近，研究人员开始关注运动产生的大脑中的化学变化，这些化学变化提高了人们的专注力、思维能力和决策能力。2011年，一项对120位60～80岁老年人所进行的

体育运动的益处

大多数人都不知道，经常进行中强度体育运动能够由里至外完全改变我们的身体。下图展示了一些不为人所知的运动益处：从大脑中的神经联系到四肢的主要肌肉和骨骼，都能从运动中受益。

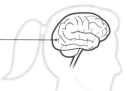

神经系统
体育锻炼能够改善人的认知功能。研究显示，有氧运动特别有助于老年人锻炼其大脑的组织、计划能力及专注力。

免疫系统
定期进行体育运动能够预防身体内的炎症反应；然而过度运动却会降低身体对于病菌的抵抗能力。

内分泌系统
运动能够改善身体对于胰岛素的反应性，并且增加人体内另一种激素——脂联素（adiponectin）的水平。这些改变能够降低罹患Ⅱ型糖尿病及其他代谢疾病的风险。

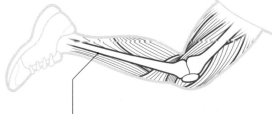

癌症
体育活动可以降低罹患乳癌、结直肠癌和其他恶性肿瘤的风险。

肌肉骨骼系统
负重练习和平衡训练有助于预防骨折和跌倒。有氧运动则能通过提高肌肉运动效率来减少日常的疲乏感。

遗传学
科学家正在研究体育活动所引起的基因活性变化。虽然这些变化通常不大，但却在各种细胞中普遍存在。

随机对照试验显示，运动会增加大脑中海马体的体积。该项研究论文的作者提到，海马体中受运动影响的部位正是掌管人们对熟悉环境记忆的部位，同时它也是大脑中少数几个能够产生新神经细胞的区域之一（至少在大鼠中如此）。新生神经细胞被认为有助于个体区分相似的不同事物。动物研究还进一步显示，运动可以提高脑源性神经营养因子（brain-derived neurotrophic factor，BDNF）的水平，而这种化学物质正是诱发新生神经细胞生长的分子。

目前，科学研究正在挑战我们对于运动预防心脏疾病的认识。最初，科学家们认为日常锻炼之所以能够降低心血管疾病的患病风险，主要是通过降低血压和减少血液中的低密度脂蛋白胆固醇（即坏的胆固醇）含量，提高高密度脂蛋白胆固醇（即好的胆固醇）含量。这个结论其实只讲对了部分原因。运动确实能够显著降低一些人的血压，但对于大多数人，运动的这一益处相对较小。而且，通过运动（特别是负重锻炼一类的阻力锻炼）来提高血液中高密度脂蛋白胆固醇的含量，即使只提高几个百分点，也需要好几个月的时间。

进一步的研究显示，运动对于低密度脂蛋白胆固醇的影响，更重要的是改变该分子的特性，而非降低它在血液中的水平。从严格意义上来讲，低密度脂蛋白并不等同于胆固醇，它其实是胆固醇在血液中的载体，就好像运载货物的卡车一样。（胆固醇的脂类组成使它无法溶解在血液的水环境中，因而它必须被包裹在可以溶于水的物质中。）低密度脂蛋白颗粒也有多种不同的大小，就像运载货物的可以是面包车，也可以是大卡车。

在过去的几年中，越来越多的科学家发现，分子较小的低密度脂蛋白特别危险。例如，它们容易释放出电子，在血管中横冲直撞，破坏其他分子和细胞（可以把它想象成由疯狂司机驾驶的破货车）。另一方面，分子较大的低密度脂蛋白则稳定得多，它随着血液流动，不会撞到任何东西（就好像由专业司机驾驶的维护良好的大卡车）。

目前的研究显示，运动可增加较大的、更安全的低密度脂蛋白的数量，同时降低较小的、更危险的低密度脂蛋白的数量。运动能够提高脂肪和肌肉组织中的脂蛋白脂肪酶（lipoprotein lipase）的活性，从而改变较大和较小低密度脂蛋白的比率。如果两个人运动的程度不同，即使他们血液中的胆固醇水平相同，他们罹患心脏疾病的风险也会大相径庭。久坐不动的人体内可能存在大量小分子的低密度脂蛋白，而经常运动的人血液中则可能是大分子的低密度脂蛋白占多数。即使这两个人的胆固醇水平完全相同，前者患上心脏病的风险也可能是后者的数倍。

定期运动还能对血液中的另一种重要成分——葡萄糖——产生正面的影响。无论是在静息时还是在运动时，肝脏、胰脏和骨骼肌（转动头部、手臂、腿和身体的肌肉）通常会合作无间，以确保身体各部位获得所需的糖分。运动无疑会增加骨骼肌的工作强度，骨骼肌就会需要更多葡萄糖来满足这些需求。长期来讲，运动还会促使肌肉纤维更有效地利用葡萄糖，使肌纤维更加强壮。

当身体发出需要更多能量的信号时，肝脏会马上把糖分子释放到血液中，而胰脏则会分泌胰岛素，指示细胞吸收血液中增加的葡萄糖。你可能会认为，这一过程或许会导致餐后或运动后血糖水平的急剧变化。但是健康人群体内的血糖水平却一直被控制在70～140mg/dL的有限范围内（空腹血糖维持在126mg/dL以下）。血糖水平必须保持在70mg/dL以上，是因为葡萄糖是大脑的主要能量来源，大脑对血糖浓度的变化十分敏感。虽然极端的低血糖可能在几分钟内导致昏迷和死亡，但从生理学的角度来看，避免血糖长期处于高浓度水平也同样重要。一般来说，血液中多余的糖分容易导致细胞过早老化，使身体状况变糟。

当体育锻炼成为日常习惯，人体的肌肉组织对胰岛素的敏感性就会提高。这就意味着胰脏不必辛苦地运作，就能保持机体内血糖稳定；低浓度的胰岛素就能达到过去高浓度胰岛素才能达到的效果。这对于Ⅱ型糖尿病患者具有特别的意义，因为他们的身体要保持正常血糖值十分困难，这在很大程度上是由于他们对胰岛素产生了耐受性。而且，胰岛素同时也会促进细胞的增殖（即快速产生新细胞），因此，高浓度的胰岛素会增加罹患乳腺癌和结肠癌的风险。

最近，研究发现体育运动还能促进葡萄糖通过另一种途径被人体吸收，这种途径不依赖胰岛素。不依赖胰岛素，就可以将葡萄糖从血液之中移出并转移到肌肉细胞，这样一种葡萄糖吸收途径的增加，可能为糖尿病的治疗开辟一个新的方向。

有趣的是，进行多种不同运动的糖尿病患者似乎从运动中获益更多。两项大型的随机对照试验发现，将有氧运动与阻力训练结合，比单独一种运动更有助于控制人体的血糖水平。但是，第一项研究由于其试验设计的关系，无法确定参加有氧和阻力结合训练的测试个体比参加单项运动的测试个体受益更多，到底是由于同时进行两种运动的关系，还是由于其运动的总时间较长。本文的作者之一丘奇于是决定针对这一问题，展开第二项试验。他将262位久坐不运动的糖尿病患者分成四个小组：有氧运动组（在跑步机上行走），阻力训练组（坐姿划艇、腿推举等运动），综合组（结合有氧运动和阻力训练）及对照组（每周一次的伸展和放松课程）。

在试验进行的九个月时间里，每个试验组的个体进行体育活动的时间和强度都大致相当（每周大约140分钟）。所有参与试验的个体腰围都有所减少，而且进行了有氧运动的两组人都变得更健康了。但只有综合组个体的血液中HbA1c的含量有显著下降——HbA1c是一个反映过去几个月平均血糖水平的蛋白指标。两种运动的叠加效应暗示，有氧运动和阻力训练对于身体的影响机制不尽相同。目前，美国彭宁顿生物医学研究中心及其他地方的研究人员都在积极探索其中的缘由。

运动还能通过促进产能的线粒体的形成，来增强肌肉组织。日常的体育锻炼会使肌肉细胞产生一种名为PGC-1α的蛋白质，这种蛋白质会促使细胞大量制造新的线粒体。细胞内的线粒体越多，每个细胞利用葡萄糖产能就越多，从而增加肌肉强度，抵抗肌肉疲劳。

久坐的危害性

既然中强度的体育运动对身体有如此多的好处，你可能会以为每个人都会系紧鞋带，开始出门运动了。但很多美国人甚至还没有达到每次半小时，每周五次以上的中强度运动。只有52%美国成年人达到《美国人体育锻炼指南》中有氧运动的指导标准；仅有29%的人会完成每周两次，每次30分钟的肌肉训练。每五个美国人中，只有一个达到了《美国人体育锻炼指南》中推荐的有氧运动与阻力训练的锻炼标准。

要想一下子改变人们久坐不运动的习惯并非易事，因此科学家们开始研究强度较轻、时间较短的运动是否也对健康有好处。他们希望，肯定的研究结果能够激励那些成天蜷缩在沙发里的人增加运动量。到目前为止，初步的研究结果显示，即使是最小量的日常运动也有助于延年益寿。2012年，对来自六个研究项目的65.5万美国成年人10年的跟踪调查数据的分析发现，即使是每天仅仅花11分钟进行休闲活动（园艺、洗车、散步等）的个体，其40岁之后的预期寿命也比不活动的个体长1.8年。那些达到锻炼标准的个体寿命显然更长，他们的预期寿命比不活动的个体长3.4年。而那些每天进行60～90分钟体育活动的个体，其预期寿命更是比不活动的个体长4.2年。

　　尽管最小量的运动也有好处，但对迄今为止所有研究成果的综合分析显示，如果增加运动量，大多数人会从中受益。例如，如果他们一般进行轻度运动，就适当进行中强度运动；如果他们一般进行中强度运动，就增加短时间的剧烈运动。也许，对于现今坐在办公室里的知识型工作者来说，最坏的消息是，就算你在进行少量高强度的训练，每天的闲暇时间坐上六个多小时也是有害的。这是坐着这个姿势本身造成的，还是与久坐不动造成的缺乏运动有关，还是个未知数。

　　鉴于越来越多的证据证明了体育运动对健康的好处，我们得到的启示是明确的。定期进行长时间运动（将强度控制在安全范围内）需要成为每个人的日常习惯和整个社会的风尚。锻炼应该像现在人们一出门就跳进汽车里那样常见。

　　我们强烈建议，医生和其他卫生保健工作者在人们来进行常规检查时，在医嘱中写上"定期运动"。此外，虽然在现今社会人们常常久坐，但也有一些行为模式、公共卫生运动和城市设计的变化是有利于人们增加体力活动水平的。我们建议应该对这些有利因素进行更深入的研究。

扩展阅读

Global Recommendations on Physical Activity for Health. World Health Organization, 2010. http://whqlibdoc.who.int/publications/2010/9789241599979_eng.pdf
Physical Activity Guidelines for Americans: www.health.gov/paguidelines

细菌
主宰人体

不管是细胞数量，还是拥有的基因数量，寄生在人体表面和内部的细菌都远超人体本身。现在，科学家正在思考：掌控人体的，到底是我们还是那些共生细菌？（原载于《科学美国人》中文版《环球科学》2012年第7期。）

撰文 / 詹妮弗·阿克曼（Jennifer Ackerman）

翻译 / 李升伟

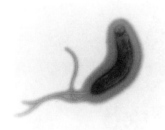

精彩速览

人体内，细菌细胞的数量远超人体细胞，二者的比例是10:1。

但是直到最近，研究人员才开始阐明这些微生物对人类健康的诸多益处。比如，一些细菌的基因可以编码人体无法制造的有益化合物，还有一些细菌可以使人体避免对外来的威胁产生过度反应。

计算和基因测序技术的发展，使得研究人员可以编制出人体所有共生微生物基因的详细目录。

但令人遗憾的是，使用抗生素等行为对有益细菌造成了毁灭性的伤害，将导致人类自身免疫疾病和肥胖症患者不断增多。

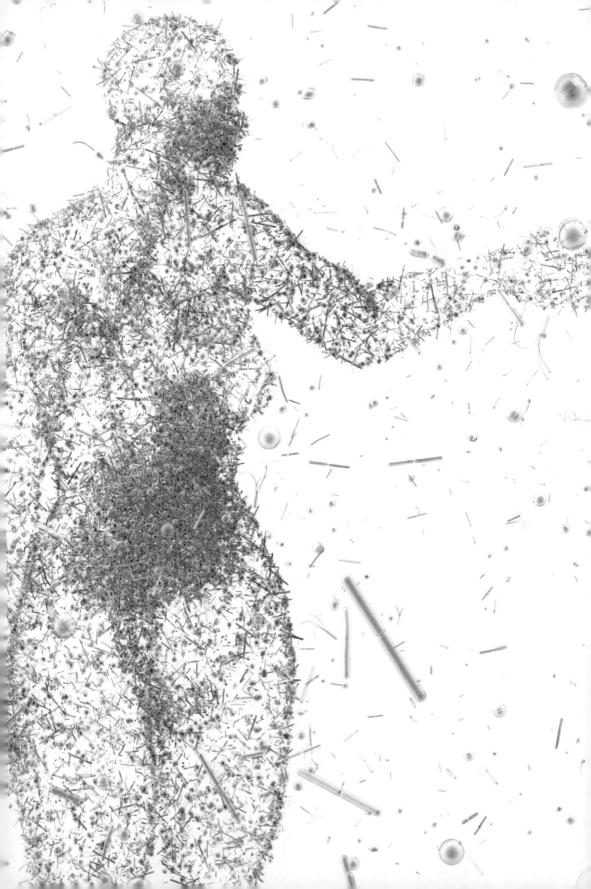

詹妮弗·阿克曼是一位优秀的科学作家。她是畅销书《阿嚏！不要小看感冒》(*Ah-Choo! The Uncommon Life of Your Common Cold*)的作者，目前正在写一本关于鸟类智慧的书。

生物学家曾认为，人体是一座生理孤岛，完全可以自行调控身体内部的运转。我们的身体能分泌消化酶消化食物，利用其中的营养物质维持和修复身体组织和器官。各个组织和器官产生饥饿与饱足等显示身体状态的信号。免疫细胞能识别危险的微生物（病原体），向它们发起进攻，同时避免伤害自身组织。

但在过去十多年中，研究人员发现，人体并不是一座自给自足的孤岛。它更像一个复杂的生态系统，一个庞大的社会。在我们的身体内外，存在着数以万亿计的细菌和其他微生物。它们寄生在我们的皮肤、生殖器、口腔，特别是肠道等部位。实际上，人体细胞并不是人体内数量最多的细胞——共生细菌的数量是人体细胞的10倍。由微生物细胞和它们所包含的基因组成的细菌群落，不仅不会危害我们的健康，反而能帮助身体进行消化、生长和免疫等生理过程。

小小的细菌居然有如此大的影响力。

生物学家已经对人体内数量最多的一些细菌进行了深入研究。最近，他们又开始研究细菌的一些特殊效应。这些研究有助于我们更加了解自己身体的运作机制，也让我们更清楚肥胖症和自身免疫紊乱等现代疾病发病率越来越高的原因。

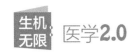

你看不见我

提到身体内的微生物，人们通常会想到病菌。事实上，研究人员也在很长一段时间中，只关注有害病菌，忽视了那些有益的细菌。美国加州理工学院的生物学家萨基斯·马兹曼尼安（Sarkis K. Mazmanian）认为，这源于我们的一些错误认识。"自恋自大迷住了我们的眼睛，人类自以为拥有保持健康所需的所有功能。但实际上我们需要这些有益细菌相伴一生。虽然它们来源于体外，却是人体不可或缺的一部分。"

人类从幼年开始，体内就有一个微生物群落。这些微生物并不是与生俱来的。每个人都是在与周围环境接触的过程中，渐渐形成自己的共生细菌群落的。一般说来，子宫内没有细菌，所以生命之初的胎儿是真正无菌的个体。但是，当新生儿通过产道时，母亲体内的一些共生细菌，就会转移到婴儿身上并开始繁殖。随着母乳哺育和父母、祖父母、兄弟姐妹及友人的照料（更不用提与床单、毯子甚至宠物等的接触），婴儿体内的细菌会越来越多。到婴幼儿晚期，人体内已经形成了一个地球上最复杂的微生物群落。

大约五年前，科学家开始研究这种微生物生态系统。这项工作一度困难重重。以肠道内的细菌为例，这些细菌已经适应了肠道内拥挤、无氧的环境，很多种类在开阔的培养皿中根本无法存活。现在，研究人员绕开了这一问题，他们不再研究细菌个体，而是研究细菌的基因——即链状DNA和RNA的结构。由于DNA和RNA可在常规的有氧实验环境下进行操作，因此科学家可以从人体中提取细菌样本，再从样本中提取遗传物质进行实验分析。

每种共生细菌都有自己的"身份证"——16S核糖体RNA基因。在每种细菌中，这种基因都不一样。该基因可以编码核糖体中特定的RNA分子（核糖体是细胞中负责合成蛋白质的细胞器）。科学家试图通过确定这类基因的序列，打造一本"人体细菌手册"。这样，我们就可以知道人体内有哪些细菌，个体之间的体内细菌又有什么不同。

接下来要做的，是分析细菌群落中的其他基因，搞清楚哪些基因在人体中比较活跃、有什么功能。这项工作也非常复杂，细菌不仅数量巨大，在提取过程中它们的基因还会混在一起。鉴定一种基因属于哪个菌种很难，但鉴定一种细菌基因是否活跃就比较简单了。幸运的是，在最近十年中，我们有了更强大的计算机和快速基因测序仪，过去完全不可能完成的细菌分选和分析研究，现在仅仅是一项比较麻烦的工作而已。

在美国和欧洲，各有一组科学家利用这种新技术，对人体内的细菌基因进行统计。2010年初，欧洲小组发表了他们对人体消化系统中细菌基因数目的统计结果——330万个基因（来自1000多个菌种），差不多是人类基因数量的150倍（人类基因组有2万~2.5万个基因）。

在研究人体内细菌群落的过程中，有许多令人惊奇的发现——比如，你几乎找不到细菌群落组成完全一样的两个人，即使是同卵双胞胎。这一发现也有助于我们理解人类基因组计划的发现：人类99.9%的DNA都是相同的。看起来，细菌基因的差异对人类个体的命运、健康、行为造成的影响，远胜于人类自己的基因。不同人的体内，细菌种类和数量虽然大不相同，但对于大多数人来说，他们体内发挥关键作用的有益细菌基因其实都差不多，尽管这些基因可能来源于不同的菌种。另外，即使是最有益的细菌，如果

多于人类基因

基因共享

友好的细菌：人体内部和皮肤表面共生细菌携带的基因数量，远远超出了人类从父母那里遗传来的基因数量。研究人员正在想办法弄清楚，哪些细菌基因对人体有益，这些基因又是如何起作用的。

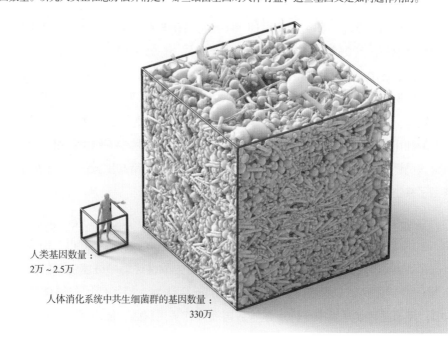

人类基因数量：
2万~2.5万

人体消化系统中共生细菌群的基因数量：
330万

它们在不恰当的地方大量滋生的话，也可能导致严重的疾病。比如，细菌进入血液中，就会导致败血症；进入腹部器官之间的组织中，就会导致腹膜炎。

潜伏的战友

几十年前，通过对动物肠道中的消化作用和维生素合成的研究，人们第一次发现细菌可以造福人类。20世纪80年代，研究人员发现，维生素B_{12}可以帮助人体细胞产生能量、合成DNA、制造脂肪酸，但形成维生素B_{12}的酶必须依赖细菌才能生成。同样，科学家在许多年前就知道，肠道内的细菌可以分解食物中某些难以消化和吸收的成分。但直到最近，他们才发现一个有趣的细节：在人体的共生细菌群落中，有两种细菌能影响人的消化和食欲。

多形拟杆菌（*Bacteroides thetaiotaomicron*）的名字听起来似乎来源于希腊姐妹会或兄弟会。它是最优秀的碳水化合物降解细菌之一，能够将许多植物类食品中的大分子碳水化合物降解为葡萄糖和其他易消化的小分子糖类。人体中则没有可以合成降解这类碳水化合物的酶的基因。除此之外，多形拟杆菌的基因还能合成260多种消化植物成分的酶，从而帮助人体高效地从橙子、苹果、土豆、小麦胚芽等食物中获取营养素。

通过对小鼠进行实验，研究人员发现了多形拟杆菌与宿主相互作用，向宿主提供营养物质的有趣细节。2005年，美国华盛顿大学圣路易斯分校的研究人员先将小鼠饲养于一种完全无菌的环境中（小鼠体内无法形成共生微生物群），然后再让小鼠与多形拟杆菌接触。多形拟杆菌通过消耗结构复杂的碳水化合物（即多糖）而存活，它们会让这些营养物质发酵，生成短链脂肪酸（其实是它们的排泄物），为小鼠提供养分。通过这种方式，细菌利用那些本来无法消化的碳水化合物（比如燕麦片中的膳食纤维）产生了热量。研究人员还发现，如果要获得相同的体重，那些没有携带共生微生物群的小鼠，需要比携带了共生微生物群的小鼠多吃30%的食物。

对共生细菌的研究还使一种病原菌——幽门螺杆菌（*Helicobacter pylori*）重获好名声。20世纪80年代，澳大利亚医师巴里·马歇尔（Barry Marshall）和罗宾·瓦伦（Robin Warren）发现，幽门螺杆菌（可以在胃内酸性环境中旺盛生存的少数病菌之一）是引发胃溃疡的病原菌。在这之前人们一直认为，持续使用非甾体类抗炎药（NSAID，阿司匹林就是其中一种）是导致胃溃疡的常见病因，所以细菌引发胃溃疡的新发现成了当时引人注目的新闻。从那以后，使用抗生素治疗胃溃疡就成了一种标准的临床治疗方法。很快，由幽门螺杆菌引发的溃疡发病率就下降了50%多。

但是，纽约大学的内科和微生物学教授马丁·布雷泽（Martin Blaser）认为，事情远不是这样简单。布雷泽教授研究幽门螺杆菌已经25年了。"与别人一样，刚开始我也认为幽门螺杆菌只是一种病原体，但几年之后，我认识到它实际上是一种与人体共生的有益细菌。"1998年，布雷泽和他的同事发现，幽门螺杆菌对绝大多数人都是有益的，它可以调节胃酸水平，创造既适合它生存也有利于宿主（人体）的环境。比如，当胃酸分泌过多影响幽门螺杆菌的繁殖时，这些细菌会利用其cagA基因产生一种蛋白质，使胃部减少胃酸的分泌。不过，对于易感人群来说，cagA有一种不好的副作用——会引发溃疡。

十年之后，布雷泽发表的另一项研究成果表明，幽门螺杆菌不仅能够调节胃酸的分泌，还有其他作用。科学家早已知道，胃可以产生两种与食欲相关的激素：一种是告诉大脑人体需要进食的饥饿激素（ghrelin）；另外一种是提示已经吃饱，不需要再

更多资料

共生菌档案

嗜热链球菌（ *Streptococcus thermophilus* **）**
能帮助乳糖不耐受的人们消化乳糖，因为这种菌可以产生乳糖酶。

乳酸杆菌属（ *Lactobacillus* **）**
它们是一群生活在机体内，益于宿主健康的微生物，它们维护人体健康和调节免疫功能的作用受到广泛认可。乳酸杆菌能使糖类发酵产生乳酸，酸牛奶中含有此类细菌。

幽门螺杆菌（ *Helicobacter pylori* **）**
可以调节胃酸的分泌，调节饥饿激素的水平。

链球菌属（ *Streptococcus* **）**
链球菌通常寄生在口腔、皮肤、肠道和上呼吸道，一般不会导致疾病，但当某些菌株进入人体特定组织或器官时，便会引发疾病。唾液链球菌（ *Streptococcus salivarius* ）可以产生某种细菌素，对口臭相关细菌有抑制作用。草绿色链球菌（ *Streptococcus viridans* ）可以导致心内膜炎和口腔感染。

奈瑟菌属（ *Neisseria* **）**
脑膜炎奈瑟菌及淋病奈瑟菌是引起人类疾病的病原菌，其他奈瑟菌多为人体呼吸道中寄生的正常菌群。

大肠杆菌（ *Escherichia coli* **）**
大多数是不致病的，主要附生在人或动物的肠道里，为正常菌群。但细菌一旦离开肠道，进入泌尿道，就可以导致感染。当这类细菌由于如溃疡等导致的穿孔进入腹腔，通常会导致致命性的腹膜炎。少数变异的大肠杆菌具有毒性，可引起疾病。

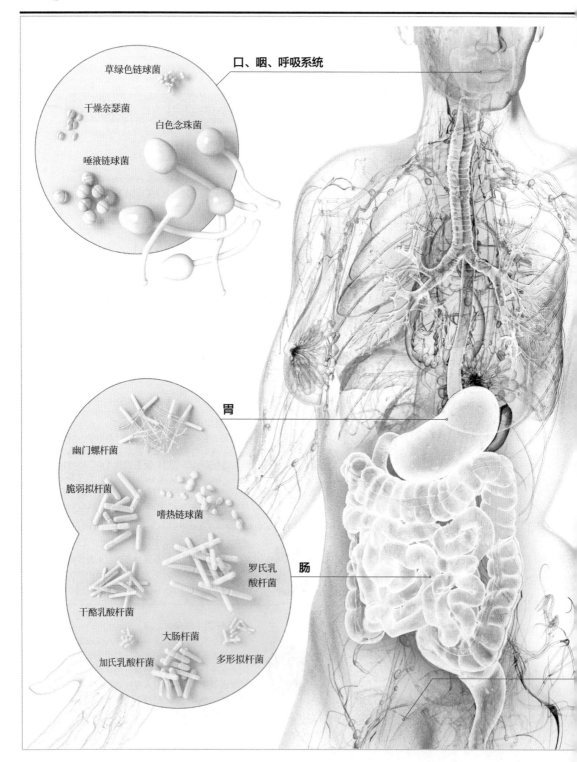

草绿色链球菌

干燥奈瑟菌

白色念珠菌

唾液链球菌

口、咽、呼吸系统

幽门螺杆菌

脆弱拟杆菌

嗜热链球菌

罗氏乳酸杆菌

干酪乳酸杆菌

大肠杆菌

加氏乳酸杆菌

多形拟杆菌

胃

肠

人体共生微生物分布图

各司其职的细菌

　　各种细菌寄生在人体内和皮肤表面。它们可以阻止病原体进入人体，帮助宿主（人体）保持健康。还有一些细菌具有特别的功能，比如脆弱拟杆菌，它们可以促进免疫系统保持平衡。

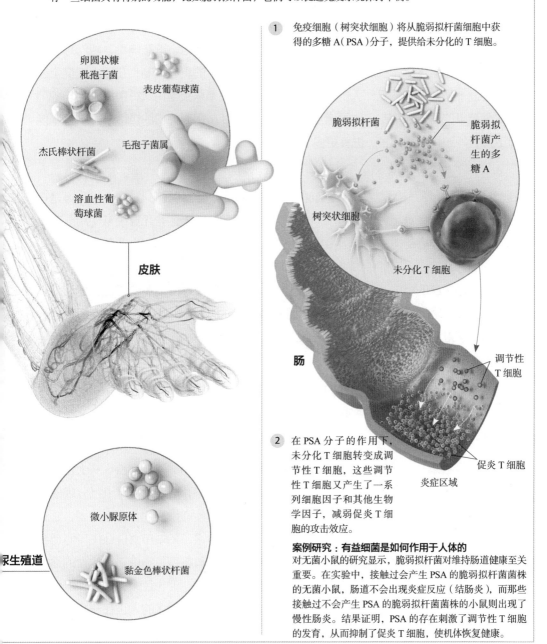

1 免疫细胞（树突状细胞）将从脆弱拟杆菌细胞中获得的多糖A（PSA）分子，提供给未分化的T细胞。

卵圆状糠秕孢子菌

表皮葡萄球菌

杰氏棒状杆菌

毛孢子菌属

溶血性葡萄球菌

皮肤

脆弱拟杆菌

脆弱拟杆菌产生的多糖A

树突状细胞

未分化T细胞

肠

调节性T细胞

促炎T细胞

炎症区域

微小脲原体

泌尿生殖道

黏金色棒状杆菌

2 在PSA分子的作用下，未分化T细胞转变成调节性T细胞，这些调节性T细胞又产生了一系列细胞因子和其他生物学因子，减弱促炎T细胞的攻击效应。

案例研究：有益细菌是如何作用于人体的
对无菌小鼠的研究显示，脆弱拟杆菌对维持肠道健康至关重要。在实验中，接触过会产生PSA的脆弱拟杆菌菌株的无菌小鼠，肠道不会出现炎症反应（结肠炎），而那些接触过不会产生PSA的脆弱拟杆菌菌株的小鼠则出现了慢性肠炎。结果证明，PSA的存在刺激了调节性T细胞的发育，从而抑制了促炎T细胞，使机体恢复健康。

吃的瘦素。"早晨醒来时,你会感到饥饿,这是因为你的饥饿激素水平高,"布雷泽说,"这种激素告诉你需要进食。吃过早餐后,饥饿激素水平就会下降。"科学家将这种生理过程称为(饥饿激素的)"餐后减退"。

在去年发表的一项研究中,布雷泽和同事比较了两组受试者饭前饭后的饥饿激素水平:一组携带幽门螺杆菌,另一组则不携带。结果很清楚:携带幽门螺杆菌的人,饭后饥饿激素水平会降低;没有幽门螺杆菌的人,则没有这种能力。这意味着,幽门螺杆菌可以调节饥饿激素水平,从而影响食欲。遗憾的是,其中的具体机制,在很大程度上还是一个谜。一项对92名退伍军人的研究显示,使用抗生素杀灭幽门螺杆菌的人,与他们那些未受感染的同伴们相比,体重增加得更快。这可能是因为他们的饥饿激素水平不能适时下降,导致饥饿感延长,进食更多。

两三代人之前,80%的美国人身体内都携带有耐酸的幽门螺杆菌。而现在,只有不到6%的美国儿童在检测幽门螺杆菌时,结果为阳性。布雷泽说:"这一代儿童是在没有幽门螺杆菌调控饥饿激素的情况下长大的。"而且,由于这些儿童经常使用高剂量的抗生素,他们体内的微生物群落组成已经发生了很大改变。比如,大多数美国儿童在十五岁之前,会接受多次的中耳炎抗生素治疗。布雷泽猜想,青少年大量使用抗生素改变了他们肠道菌群的组成,这种改变有助于解释儿童肥胖症日益增多的原因。他认为,在细菌群落中的各种细菌会影响人类干细胞向脂肪细胞、肌细胞和各种骨骼细胞的分化。让青少年过早使用抗生素,会消灭某些特定的细菌,干扰正常的生理信号,最终导致脂肪细胞的过量产生。

随着高热量食品越来越多,体力劳动越来越少,幽门螺杆菌和其他细菌从人体内的不断消失会否加剧全球范围的肥胖症流行呢?对此,布雷泽说:"我们还不知道微生物群落对肥胖症的影响有多大,但是,我敢打赌这种影响绝不是微不足道的。"

在布雷泽看来,广泛使用抗生素并不是破坏人体细菌群落的唯一祸首。从上世纪开始,人类生态学上的一些改变对此也有影响。过去几十年中,通过剖宫产进行分娩的孕妇数量急剧增加,使一些重要的菌株无法通过母亲的产道传递给婴儿。(在美国,超过30%的新生儿是通过剖宫产出生的;而在中国,将近三分之二的城市女性在生育时都会选择剖宫产。)现代家庭规模都很小,子女不多,这意味着将微生物传递给儿童的途径也减少了。另外,饮用水净化工程虽然拯救了无数人的生命,但也让人类共生菌群付出了代价,减少了我们所能接触的细菌的种类。结果就是,越来越多的人正在一个日益萎缩的微生物世界中出生和长大。

不可或缺

就像对多形拟杆菌和幽门螺杆菌的研究显示的那样，即使是它们在人体内的作用这样的基本问题，也会引出复杂的答案。如果进一步探讨，当这些外来细菌进入人体时，人体是如何反应的，那问题就更错综复杂了。我们都知道，人体的免疫系统会区分自己的细胞（自我）和拥有不同基因的外部细胞（异物），并自动排斥后者。这样看来，我们身体的生物防御系统，本应该与数量巨大的共生细菌长期处于"战争状态"。但是为什么肠道并没有变成人类免疫细胞与无数细菌的激烈战场呢？这一直是免疫学领域一个悬而未决的谜。

现有的一些线索提供了一种非常新颖的观点：经过20万年的磨合，人体内的细菌群落和免疫细胞才达成了一种平衡。在漫长的进化过程中，免疫系统产生了很多制衡机制，使自己既不会有过强的攻击性（进攻自身组织），也不过于放松（放过危险的病原体）。例如，T细胞会在识别和攻击入侵人体的病原体时扮演重要角色，同时还会引发一系列炎症反应（肿胀、发红、发热等）。但是，人体在产生大量T细胞后，又会很快产生调节性T细胞，抵消促炎T细胞产生的效应，缓解炎症。

正常情况下，调节性T细胞会在促炎T细胞肆虐之前迅速发挥作用。美国加州理工学院的马兹曼尼安称，"促炎T细胞抵御病原体时采取的措施，比如释放毒性化合物，会破坏我们自己的组织。"幸运的是，调节性T细胞会产生一种蛋白质来抑制促炎T细胞，使得炎症反应减弱，防止免疫系统攻击人体自身的细胞和组织。一旦"好斗"的促炎T细胞与"平和"的调节性T细胞之间达成平衡，人体就会保持良好的健康状况。

多年来，研究人员都认为这种制衡机制完全是由免疫系统产生的。但是，马兹曼尼安和同事发现，一个健康、成熟的免疫系统依赖于有益细菌的不断介入和作用。这个事实再一次说明，我们对自己命运的主宰十分有限。"细菌可以使我们的免疫系统运转得更好，这可能会颠覆传统观念，"马兹曼尼安说，"不过，事实越来越清楚——免疫系统后面的驱动力，正是那些共生细菌。"

马兹曼尼安和他在加州理工学院的研究团队发现，大多数人（约70%~80%）体内都有一种细菌——脆弱拟杆菌。这种细菌可以释放消炎物质，帮助免疫系统保持平衡。研究人员注意到无菌小鼠的免疫系统存在缺陷，这种小鼠的调节性T细胞功能被削弱。当研究人员向小鼠接种脆弱拟杆菌后，促炎T细胞和抗炎T细胞重回平衡状态，小鼠

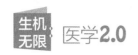

的免疫系统恢复正常。

这其中的机制是什么呢？在20世纪90年代初，研究人员对脆弱拟杆菌表面伸展出的几种糖分子进行了研究。（人体免疫系统就是靠这些糖分子识别脆弱拟杆菌。）2005年，马兹曼尼安和同事证明：这些分子中，有一种被称为多糖A（polysaccharide A）的分子可以促进免疫系统的发育成熟。不久后，他们又发现，多糖A产生信号，指示免疫系统制造更多的调节性T细胞，后者再指示促炎T细胞不要攻击脆弱拟杆菌。相反，那些缺乏多糖A的脆弱拟杆菌则无法在肠道黏膜中生存，因为免疫细胞会把这种细菌当作病原体攻击。

2011年，马兹曼尼安和同事在美国《科学》（Science）杂志上发表论文，详细描述了上述效应中的分子通道，第一次从分子通道角度阐明了微生物与哺乳动物之间的共生现象。"脆弱拟杆菌对人体非常有益，帮助我们弥补了人体本身DNA的不足，"马兹曼尼安说，"很多时候，它'劫持'了我们的免疫系统，然后发号施令，进行操纵。"但是，与许多病原体不同的是，这种操纵并不会抑制或减弱我们免疫系统的功能，反而有助于免疫系统发挥作用。我们体内的其他微生物，可能对免疫系统有相似的作用。马兹曼尼安提醒说："这只是第一个例子。毫无疑问，还会有更多的例子出现。"

遗憾的是，因为人们生活方式的改变，脆弱拟杆菌与幽门螺杆菌一样，正在从人体中消失。"所谓的社会发展，已经在很短的时间里，完全改变了我们与微生物世界之间的联系，"马兹曼尼安说，"在努力使自己远离病原体的同时，我们也断绝了自己与有益微生物之间的联系。我们的本意是好的，但我们将为之付出代价。"

在脆弱拟杆菌的例子中，代价可能是自身免疫系统的紊乱。如果没有多糖A向免疫系统发送信号，令它产生更多的调控性T细胞，那些好斗的T细胞就会攻击它们所遇到的任何东西，包括人体自己的组织。马兹曼尼安认为，近年来免疫系统疾病，比如克罗恩病、Ⅰ型糖尿病、多发性硬化症等疾病的发病率提高了七八倍，就与有益细菌的减少有关。"导致这些疾病的，既有遗传原因，又有外部原因，"马兹曼尼安说，"我相信外部原因就是共生细菌群落，它们的改变正在影响我们的免疫系统。"我们生活方式的改变，导致微生物群落发生改变，脆弱拟杆菌和其他抗炎微生物减少，进而导致调节性T细胞发育不良。对那些遗传学上的易感人群来说，这种变化可能会导致免疫性疾病和其他疾病。

当然，以上描绘的只是一种可能。现阶段的研究只能说明，共生细菌数量的减少与免疫疾病发病率提高之间存在关联。但究竟谁是因，谁是果，就很难分清了。以肥胖症为例：有可能是人体内固有的细菌数量减少，导致了自身免疫疾病和肥胖症的发病率直线上升；也可能是这些疾病也使体内环境不再适宜共生微生物生存。马兹曼尼安认为，前者才是矛盾的主要方面，肠道内细菌群落的改变导致了免疫性疾病发病率提高。但是，"这还有待于科学家进一步验证，证明其中的因果关系，阐明其中的机制，"马兹曼尼安说，"这是我们的责任，也是我们的工作。"

扩展阅读

Who Are We? Indigenous Microbes and the Ecology of Human Diseases. Martin J. Blaster in *EMBO Reports*, Vol. 7, No. 10, pages 956–960; October 2006. www.ncbi.nlm.nih.gov/pmc/articles/PMC1618379

A Human Gut Microbial Gene Catalogue Established by Metagenomic Sequencing. Junjie Qin et al. in *Nature*, Vol. 464, pages 59–65; March 4, 2010.

Has the Microbiota Played a Critical Role in the Evolution of the Adaptive Immune System? Yun Kyung Lee and Sarkis K. Mazmanian in *Science*, Vol. 330, pages 1768–1773; December 24, 2010. www.ncbi.nlm.nih.gov/pmc/articles/PMC3159383

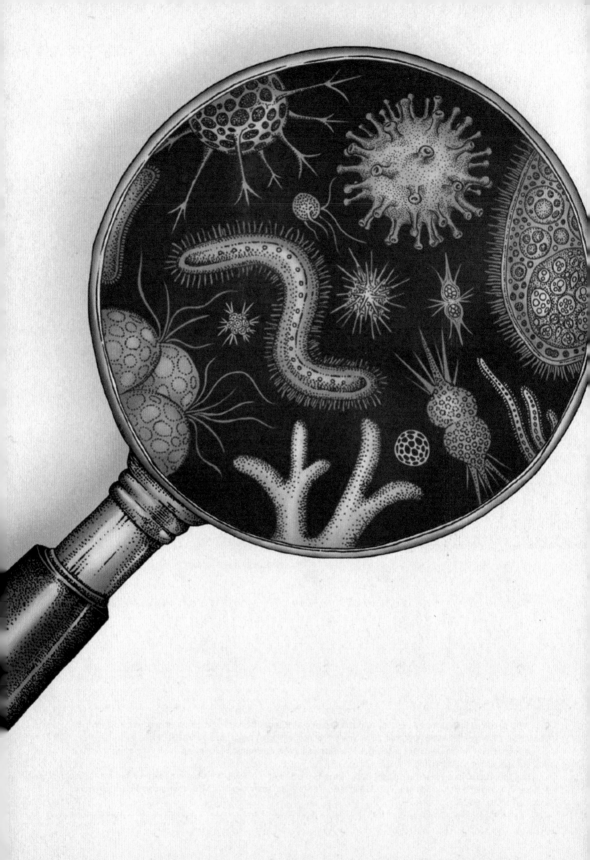

酵母菌
感染人类

近年来，气候变化和人类活动在一些地区引发了当地人闻所未闻的疾病：一种酵母菌感染在北美地区突然引起疫情暴发，造成健康人群和其他动物大规模患病。（原载于《科学美国人》中文版《环球科学》2014年第1期。）

撰文 / 珍妮弗·弗雷泽（Jennifer Frazer）

翻译 / 陈昌斌　黄新华

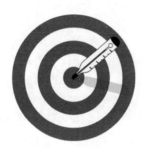

┤ 精彩速览 ├

　　2001年，研究人员发现，一种通过空气传播的酵母菌在加拿大不列颠哥伦比亚省温哥华岛感染了健康人群。这是人们第一次发现这样的真菌病原体——它在从未出现过的地区突然进化成致病性更强、能感染人类的真菌。

　　确定这种酵母菌从何而来相当困难。最终，研究人员意识到，它原本就躲藏在温哥华岛上一些人们意想不到的地方。岛上存在的这些酵母菌成为感染疫情暴发的罪魁祸首，与不列颠哥伦比亚省的气候变化及土地开发不无关系。

　　以后可能还会出现类似的真菌感染疫情的暴发。更好的诊断工具可以提高防御能力。加强海关对出入境动植物的监管，研发更高效的抗真菌药物和疫苗，也将有助于预防类似的真菌感染。

加拿大和美国出现了一种
奇怪的真菌疾病。

这预示着人类健康受到新
的威胁。

在实验室的培养基
上，格特隐球菌形成
的一个个奶油色的小
菌落。

摄影 扎卡里·扎维斯拉卡（Zachary Zavislak）

珍妮弗·弗雷泽是一位自由科学作家，也是《科学美国人》网站上"奇妙的阿米巴"博客的博主。她也为《自然》杂志、《谷物》（*Grist*）杂志和《高地新闻》（*High Country News*）撰稿。她曾获得美国科学促进会科学新闻奖。

2001年，在加拿大不列颠哥伦比亚省温哥华岛的东南海岸，人们发现了一具海豚尸体。其肺部严重肿胀，充满酵母菌，几乎没有空间可以容纳空气，重量是正常海豚的好几倍。岛上的兽医从未见过这样的怪事。该地区其他动物，比如猫和狗，也都出现了呼吸困难的症状。令人毛骨悚然的是，猫患上这种疾病后，会出现一种极其可怕的症状：随着酵母菌"啃噬"猫的头骨，猫的头部会出现一些渗着液体的洞。与此同时，一些住在岛上但离海岸较远的人，也开始出现一种未知的呼吸道疾病。患者持续咳嗽，体能逐渐下降，并伴有严重的失眠。X射线摄影显示，患者肺部或脑部有结节，然而活体组织检查最终证明，这种疾病的罪魁祸首不是癌症，而是酵母菌。

尽管各种患病宠物、患病海豚和人类患者出现的症状有所不同，但这些患病个体都遭受了同一种病原体的折磨：格特隐球菌（*Cryptococcus gattii*）。此前，人们从未在温哥华岛上见过这种真菌，也不知道它是否可以在热带、亚热带以外的地区生存。虽然没有人知道这种真菌的来源和它们在岛上的存活时间，但现在它们就生活在我们周围。更令人担忧的是，没有人知道还有多少人会因此生病，以及这种真菌可能会传播到什么地方去。

这种真菌导致的感染的确值得关注。

真菌一直危害着各种植物，生长在美国东部及周边地区的那些高大的榆树和栗树，曾经因为真菌感染而大面积死亡。近些年来，真菌导致的疾病在动物间传播、流行。例如，在美国南部的池塘中，大量真菌聚集在一些青蛙的皮肤上，导致青蛙的心脏停止跳动；在美国东部的洞穴中，经常可以看到身上发霉、不停颤抖的蝙蝠从洞顶掉下来，这些都是真菌感染造成的。历史上那些能够感染人类的真菌一直被忽视，人们普遍相信，真菌最多只会引起皮肤感染，不会导致更严重的疾病。这主要是因为人体具有强大的免疫系统，而且大多数真菌难以耐受人类较高的体温，因此，人体可以抵御真菌侵袭，保持健康。

但还是有一些例外。在美国，一些吸入性疾病一直在悄无声息中侵袭健康人群，比如美国西南部地区的山谷热病（valley fever），中西部和东南部地区的组织胞浆菌病（histoplasmosis）等。从1999年到2011年，在美国山谷热病发病区域内，

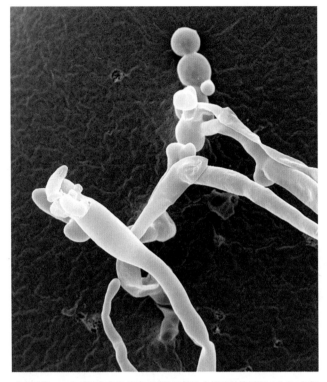

真菌繁殖：一些香肠状的格特隐球菌孢子簇生在棒状结构周围（左），它们就是从这里产生的。这些孢子长成长链状，图中显示的长链已经断开。

图片来源：德博拉·斯普林格（Deborah J. Springer）和约瑟夫·海特曼，美国杜克大学医学中心分子遗传学与微生物学系。

发病人数增长了八倍，但现在，人们对于这种疾病大规模暴发的真正原因还不完全清楚。近几十年，HIV感染和免疫抑制药物在器官移植及其他疾病治疗中的大量使用，导致很多人的免疫系统受损，真菌感染病例迅速攀升。当人体免疫力下降时，病原体的感染就会急剧增加。然而总体来说，能一次侵袭很多健康人的真菌十分罕见，即使有，也主要是因为这些真菌在其正常的分布区域内遇到了更好的生存环境。

格特隐球菌却不一样。在出现在温哥华岛之前，该真菌虽然曾在其他地方偶尔使健康人生病，但从未引起大规模疾病暴发。加拿大出现了格特隐球菌，意味着微生物在更凉爽的气候中有时会意外地成为更有害的微生物。埃莱妮·加拉尼（Eleni Galanis）博士是加拿大不列颠哥伦比亚省疾病控制中心的流行病学家。据她介绍，从格特隐球菌感染疫情开始暴发到2012年底结束期间，不列颠哥伦比亚省共有337人被感染，其中三分之二是温哥华岛上的居民。

大约从2005年起，格特隐球菌开始感染南方的美国西北太平洋地区的人们。从那时到现在，该地区至少有100人被感染，其中25%～30%的感染者最终死亡。美国杜克大学病原微生物中心负责人约瑟夫·海特曼（Joseph Heitman）认为，"对于在特定环境中才会致病的真菌来说，这是相当高的致死率"。这些感染人群中大部分不是艾滋病患者，大约有一半人因服用处方药物或因病导致免疫力减弱，其余的患者有许多也因为一些常见的疾病（比如糖尿病，肺、肾或心脏等器官的疾病），在一定程度上削弱了自身的免疫系统功能。但是，有20%多的感染者在感染格特隐球菌之前并没有健康问题。海特曼说："他们中的许多人经常进行户外运动，却突然感染真菌而患病。"

如今，格特隐球菌疫情的暴发流行给每个人发出了警示：它还会继续向南移动。阿尔伯特·爱因斯坦医学院的免疫学家阿图罗·卡萨德瓦尔（Arturo Casadeval）认为，这种主要以单细胞方式而非细长的丝状方式生长的酵母类真菌，最终将传播到美国佛罗里达州。

事实上，发生在加拿大不列颠哥伦比亚省和美国西北太平洋地区的感染事件，已经成为人类疾病史上的一个重要里程碑：在毫无预兆的情况下，一种真菌突然进化出明显的致病能力，引起疾病流行，这是有史以来的第一次；同时，在暴发这类真菌感染疫情的地方，人们此前竟然从未见过这类真菌，这也是有史以来的第一次。格特隐球菌感染事件暗示了一个不太乐观的前景：健康的人们再也不能认为，他们对那些新出现的致病真菌具有免疫力。事实上，随着全球变暖，我们可能会遇到更多类似这样的感染威胁。

无处不在的威胁

在2001年6月，上述观点尚未产生，温哥华岛的疫情注定令当地的公共卫生官员猝不及防。加拿大不列颠哥伦比亚省疾病控制中心的研究员默里·法伊夫（Murray Fyfe）最早感觉到事情有些不对劲，是在接到该省一位兽医打来的电话时。那位兽医告诉他，温哥华岛上感染隐球菌的猫、狗数量异常增多。当地医生也证实，这类真菌的人类感染病例也在增多，并且他们在检测病原体时发现，病原体不是常见的新生隐球菌（*Cryptococcus neoformans*），而是另外一种不同的真菌——格特隐球菌。

法伊夫的研究团队急忙对疾病控制中心收集的菌种进行了核查，看是否存在格特隐球菌导致的温哥华岛居民感染被错误地鉴定为新生隐球菌感染的情况。核查结果表明，

致病机理

真菌如何使人类生病?

　　经过多年研究，科学家已经大致了解格特隐球菌是如何进入人体，并通过血液进入大脑的。幸运的是，科学家已经证明，这种真菌不会在人与人之间直接传播。

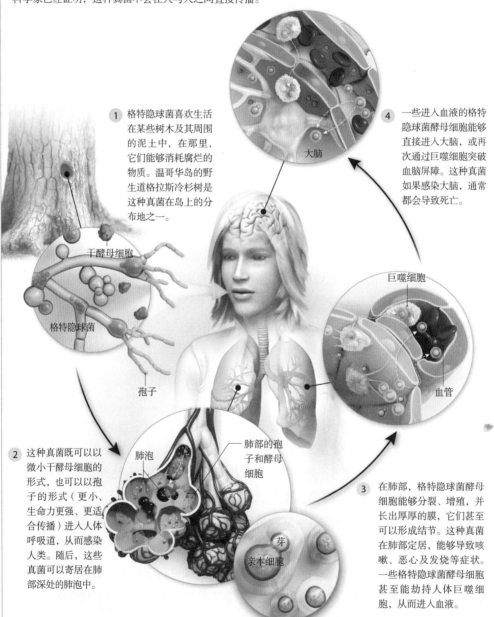

1　格特隐球菌喜欢生活在某些树木及其周围的泥土中，在那里，它们能够消耗腐烂的物质。温哥华岛的野生道格拉斯冷杉树是这种真菌在岛上的分布地之一。

干酵母细胞

格特隐球菌

孢子

大脑

4　一些进入血液的格特隐球菌酵母细胞能够直接进入大脑，或再次通过巨噬细胞突破血脑屏障。这种真菌如果感染大脑，通常都会导致死亡。

巨噬细胞

血管

2　这种真菌既可以以微小干酵母细胞的形式，也可以以孢子的形式（更小、生命力更强、更适合传播）进入人体呼吸道，从而感染人类。随后，这些真菌可以寄居在肺部深处的肺泡中。

肺泡

肺部的孢子和酵母细胞

芽

亲本细胞

3　在肺部，格特隐球菌酵母细胞能够分裂、增殖，并长出厚厚的膜，它们甚至可以形成结节。这种真菌在肺部定居，能够导致咳嗽、恶心及发烧等症状。一些格特隐球菌酵母细胞甚至能劫持人体巨噬细胞，从而进入血液。

制图 埃米莉·库珀（Emily Cooper）

1999年之后出现的一些感染病例确实是由格特隐球菌导致的，不过在这之前的感染都和格特隐球菌无关。

　　法伊夫现在是温哥华岛卫生局负责医疗卫生安全的官员。他采用多种方法，来准确定位这种真菌的藏身之处。他组建了一个研究团队，在温哥华岛及整个不列颠哥伦比亚省寻找新发病例。通过访问患者及被感染宠物的主人，研究团队详细调查了这种真菌感染的具体症状，然后分析这些感染者可能具有的共同特性及危险因素，比如既往病史和旅行记录。研究团队甚至调查了这些受害者的院子里是否种有桉树，因为科学家在澳大利亚曾发现这种真菌可以生活在桉树上，并且有零星报道称，澳大利亚有人曾经感染过格特隐球菌。研究人员绘制了感染病例的地域分布图，并通过一种叫病例对照研究（case-control study）的方法，将感染者与未感染者进行比较，探寻他们之间的差异和发病趋势。

　　为了找到野外生存的格特隐球菌，法伊夫找到不列颠哥伦比亚大学研究生物气溶胶行为（比如真菌孢子或其他颗粒如何进入生物体的呼吸道）的专家卡伦·巴特利特（Karen Bartlett），寻求她的帮助。由于人们曾在澳大利亚的桉树上发现过格特隐球菌，于是，巴特利特开始对温哥华岛上的一些树种进行采样，但她没有从桉树、其他树种以及泥土样本中分离到格特隐球菌。同时，病例对照研究也没有任何发现。似乎没有任何环境因素，比如砍伐树木或剥掉树皮，会增加岛上居民的感染风险。感染病例散布在温哥华岛东岸的南北两侧，没有明确的感染中心。而且在感染者中，最近也没有人去过澳大利亚，或其他可能带回这种真菌的地方。

　　研究人员陷入了困境。这种状态持续了六个月后，几个曾到温哥华岛旅游的感染者的出现，让研究有了突破——有几个感染者曾到过岛上的瑞夫垂沃海滨省立公园（Rathtrevor Beach Provincial Park）。2002年初，研究人员终于从该公园附近常见的道格拉斯冷杉树上采集到的一份样本中，发现了格特隐球菌。没有人想到，原本被认为是外来菌的格特隐球菌，却躲在这个岛上土生土长的树种中。

　　最终，巴特利特的研究小组从公园中的24棵树（属于几个不同的当地树种）上，分离出57个格特隐球菌菌株样本。2002年夏末，在温哥华岛南端的维多利亚市，东到坎贝尔河，西到岛中心的区域内，研究人员从土壤、空气中以及树上，都分离出了格特隐球菌。温哥华岛上的大部分人都居住在这片区域，每个人都可能暴露在感染格特隐球菌的威胁之下，甚至已经被感染。对此状况，研究人员感到无能为力。

更令人担忧的是，按照2002年到2006年间收集的数据，在温哥华岛上，每100万人中就有27.9人感染格特隐球菌，这比生活在澳大利亚北部热带地区人群的感染率整整高出三倍。生活在北美的人们，可能感染了一种致病性更强的菌株——尽管这种感染率的升高，也可能与人们以前没有接触过这种真菌有关。如果这种真菌对该地区来说是新的入侵者，那么这里的人们几乎没有接触过它，也就不可能对这种真菌建立起早期免疫。

对这种真菌本身的检测结果也令人不安，因为它能够生活在淡水、盐水及空气中，甚至可以在鞋上附着的泥土中存活多年。另一项同时进行的研究表明，格特隐球菌正在快速向其他地方扩散。2004年，加拿大不列颠哥伦比亚省的内陆地区也开始出现感染病例，而在这些患者中，很多人从未到过温哥华岛。研究表明，格特隐球菌更喜欢暖冬、低海拔和干燥的环境。这说明，南方的温暖地带更适合格特隐球菌的生存。

2006年2月，一位生活在美国华盛顿州沿海的圣胡安群岛、患有白血病并服用类固醇类免疫抑制剂的老人，因咳嗽来找医生看病。胸部X射线摄影显示，该患者肺部有结节，经鉴定为格特隐球菌感染。海特曼和美国弗雷德·哈钦森癌症中心（Fred Hutchinson Cancer Center）的内科医生基伦·马尔（Kieren Marr）一起，对这位老人身上分离出的菌株进行了基因分析。结果显示，该菌株与温哥华岛上发现的格特隐球菌菌株没有区别。虽然这位老人的居住地离加拿大的海岸线只有几千米，但他从未去过加拿大。即使是这样，这种真菌还是进入了他的身体。

暴发之谜

虽然直到2005年前后，研究人员才意识到，几乎无法阻止格特隐球菌感染疫情在北美蔓延，但他们仍然想知道，这种真菌在加拿大不列颠哥伦比亚省和美国西北部地区已经存在了多长时间，它们从哪里来，是什么原因导致它们突然开始大规模感染人类。通过分析它们的DNA，研究人员发现了一些线索。

据海特曼介绍，遗传研究发现，1999年之前的几十年间，这种真菌就可能已经在温哥华岛附近的区域出现了。温哥华岛上90%的感染病例都是由VGIIa型格特隐球菌菌株导致的，其DNA序列与1971年提取自美国西雅图一位男性患者的菌株很相似——30个DNA抽样片段的序列完全一致。这位西雅图的患者到过什么地方已经无人知晓，他有可能造访过温哥华岛。但不管怎样，这一证据似乎表明，VGIIa型菌株在西北太平洋地区至少已存活了近40年。自格特隐球菌感染疫情暴发以来，科学家发现，在北美地区还存在一些致病性较弱、不会引发疫情的格特隐球菌。因此，VGIIa型菌株很可能就是在这里变异产生的。当然，格特隐球菌也可能来自非洲、澳大利亚和南美地区，毕竟在这些地区也发现过格特隐球菌。

另一种格特隐球菌菌株的DNA序列类型是VGIIb型。研究人员后来意识到，在温哥华岛的感染事件中，VGIIb型菌株和VGIIa型菌株都是肇事者。暴发初期，VGIIb型菌株的感染率只有10%。这类菌株与目前在澳大利亚流行的一种菌株相同，最初源头可能就是澳大利亚大陆。如今，美国俄勒冈州不仅出现了VGIIa型和VGIIb型菌株，还有第三种菌株类型：VGIIc型。这类菌株于2005年在美国俄勒冈州突然出现，但目前还不清楚该菌株来源于哪里。

让人担心的是，海特曼实验室的小鼠研究表明，VGIIa型和VGIIc型菌株是他们检测过的隐球菌中致病性最强的菌株。这一发现及其他研究成果让海特曼意识到，一些DNA序列类型尚未确定的格特隐球菌菌株之间的有性繁殖，可能催生了VGIIa型和VGIIc型菌株，并增强了这两种菌株的致病性。在有性繁殖中，亲本DNA会在后代中重新组合，提高菌株类型的多样性。对于真菌而言，有性繁殖过程本身也能产生新的遗传突变。人们推测，这些真菌的有性繁殖可能发生在北美或其他发现过格特隐球菌的地区，如澳大利亚、南美以及非洲地区，只是到目前为止，研究人员尚未找到亲本菌株。

此外，科学家目前还不清楚，这些导致感染疫情暴发的菌株是否来自其他国家。如果确实是，那它们是分别传播到北美地区的，还是一起到达的？

对于这些菌株传播到北美的可能方式，科学家提出了多种设想：通过出入境的植物、土壤或动物传播，或者随风或洋流长距离迁徙。这些真菌也可能"搭乘"船舶压舱水来到北美。感染真菌的海豚也可能穿越太平洋，当它们死亡后，尸体被冲上海岸，真菌就会进入大洋彼岸的土壤中或食腐动物身上。附着在车辆或鞋子上的泥土，可能会将真菌从一个地方带到另一个地方。可能早在一万年前，格特隐球菌就被带到了北美——也可能只是43年前。

不过，至少有一个线索可以告诉我们，这些真菌在西北太平洋地区生活了多长时间。一种真菌如果在一个地方存在了很长时间，在遗传特征上可能会产生多种不同的类型。导致北美地区感染疫情暴发的格特隐球菌包括三种类型，即VGIIa型、VGIIb型和

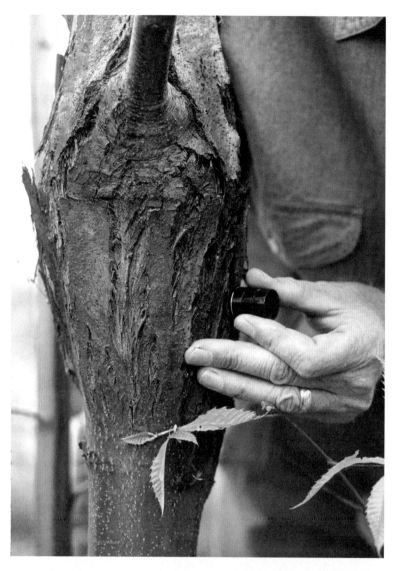

科研人员在用放大镜检查美洲板栗树上的溃疡。这些板栗树受到了有害真菌的感染。美洲板栗树在20世纪前处于全盛状态，为许多动植物提供了居所和食物。但在不到50年的时间里，一种真菌杀死了30多亿棵美洲板栗树。

VGIIc型，它们属于同一个无性繁殖系，遗传背景非常相似。海特曼说："如果格特隐球菌在西北太平洋地区生活了10万年，那我们应该可以发现更多类型，但实际上并没有找到。我个人认为，这些真菌很可能只是在50年前、70年前或100年前才被带到这儿，而不是数千年前或者更早。"

那么，为什么格特隐球菌在这些地区存活了至少40年，却一直没有疫情暴发，而是直到最近才导致大量感染事件？一个可能的原因是气候变化。巴特利特指出，过去40

年间，温哥华岛的平均气温上升了1~2℃，"这对人类来说可能没什么，但对微生物而言，可能就是巨大的环境改变了"。在1991年、1993年、1994年、1996年和1998年这些年份的夏季，温哥华岛的气温都高于平均水平。在更温暖的条件下，此前在温哥华岛上处于生死边缘的亚热带物种就可以存活，甚至繁荣起来。卡萨德瓦尔说："随着气候变暖，喜欢温暖环境的病原真菌，可能会将分布地延伸到先前并不适宜的环境中。"

事实上，自1960年以来，在气候变化的影响下，植物病原真菌的分布地一直朝着两极方向快速扩张，平均每年推进7.5千米。同时，更炎热的气候可能会促使其他真菌进化出耐受更高温度的能力。真菌基因组的规模通常远大于细菌和病毒，从而赋予真菌更强的适应高温的能力。耐热能力的轻微增加，就可以让致病性真菌入侵人体后，以更快的速度适应人体的体温，然后生存、繁殖，而不是被杀死。如果真菌确实采用这种方式，对于人类来说，这将是一个坏消息，因为我们正是依赖较高的体温来抵御真菌。

除了气候变暖，20世纪90年代末温哥华岛东部开始快速发展，大量砍伐森林，修建高速公路，翻挖土壤，兴建住宅。巴特利特指出，这些人类活动使得微生物从先前很小的生存空间扩散到更广阔的世界中。格特隐球菌感染疫情在这些地区的暴发，很可能是一些偶然因素造成的，比如在某些年份，冬天变得更暖和，夏天更干旱；土壤受到干扰；游客和退休者频繁光顾一些地区——这些人往往比年轻人更容易被感染。

警示

很大程度上来说，可以使植物、动物和人类感染致病的病原真菌日益增多，这其实应该归咎于人类自己。

真菌原本有着各自的分布地域。人类活动不仅改变了气候，而且通过国际贸易，使得真菌有机会远离原来的家园。很可能就是贸易，给欧洲带来了爱尔兰大饥荒（有观点认为当时的马铃薯歉收是晚疫病造成的），给北美带来了栗树疫病（chestnut blight），给全球两栖动物带来了皮肤感染性壶菌病（chytridiomycosis）。全球航运的迅猛发展，事实上为真菌传播创造了有利条件。真菌可以进行有性繁殖，当人类将之前分别位于不同地理位置的真菌带到一起时，它们通过有性繁殖，就可能产生新的、致病性更强的菌株。这些新生菌株能够突然感染它们的祖先无法感染的生物，迅速适应新环境。持续增加的贸易将大大提高病原真菌感染天然宿主，或通过菌种间杂交产生新病原真菌的概率。

虽然我们现在几乎无法阻止格特隐球菌感染的蔓延，但至少可以采取一些措施，让更多的人知道真菌疫情暴发的现实情况，并为下一轮暴发做好准备。

我们可以从改进对真菌感染疾病的监测和诊断措施开始。因为真菌感染在健康人群中非常罕见，医生一般不会对感染者进行检测，从而导致诊断延误，等到确认病因并开始治疗时，患者很可能已经出现更棘手的症状。与此同时，目前已有的很多真菌诊断技术，要么缺乏特异性，灵敏度不够；要么诊断的费用太高，不适用于贫困地区。世界卫生组织还没有专门监测真菌感染的部门，除了美国疾病控制与预防中心，目前几乎没有公共卫生机构监测真菌感染。

另一道抵御真菌感染的防线是加强对动植物的生物安全性防护。由于感染人体的病原微生物通常生活在土壤和植物中，因此，各国海关加强对此类物品的监督，不仅能防止致病真菌的入侵，还能降低不同真菌杂交，产生新致病菌株的风险。具体措施可以包括：在港口加强检测，以免通过航运入境的农产品或动物携带能够感染人体的病原真菌；在机场海关对泥泞的鞋子和户外设备勤加清洁；或者像澳大利亚、新西兰等国家一样，阻止国际旅客携带植物入境。

同时，我们应该投入更多资金，开发新的抗真菌药物，改进现有的抗真菌药物。我们还面临的一个主要难题是人类与真菌的关系。动物和真菌实际上是关系较近的"表兄弟"，在生命进化树上，真菌和动物分离的时间比其他主要生物类群分离的时间要晚一些。这种亲缘关系一方面使得酵母菌成为研究哺乳动物生物学的优良模型，另一方面也使得动物感染酵母菌或其他类型的真菌后更难治疗。"真菌和哺乳动物之间具有如此近的亲缘关系，事实上已经成为一个很严重的问题，因为它们与人类拥有很多共同的生物机制，"海特曼说，"因此，找到针对真菌的特异性药物靶标也更困难。"现有的抗真菌药物仅在对付侵袭性真菌病（invasive fungal disease），减少死亡病例方面有效，而且这些药物还会产生毒副作用，很难与其他药物联合使用。此外，目前几乎没有正在研制中的抗真菌新药。

抗真菌疫苗虽然可以提供另一层防护，而且已经有几种抗真菌疫苗进入临床试验阶段，但目前还没有可以供临床使用的此类疫苗。研发抗真菌疫苗将是一个很好的应对措施，如果出现严重的疫情，抗真菌疫苗将可以帮助那些处于极高的真菌感染风险中的人们。

　　格特隐球菌感染疫情的暴发，给我们带来了一个不祥的预兆。VGIIa型和VGIIb型这两种菌株，现在已经蔓延到了美国的俄勒冈州，但VGIIc型菌株最早是在2005年出现在该地区，甚至比温哥华岛发现的VGIIa型和VGIIb型菌株出现在美国的时间还早。对来自温哥华岛的大量样品的检测结果显示，VGIIc型菌株从未在该地区出现过。而对俄勒冈州的VGIIc型菌株进行的遗传分析发现，这种类型的菌株并不是单独由VGIIa型和VGIIb型菌株简单杂交得到的子代菌株。这一结果预示着，西北太平洋地区的强致病性格特隐球菌感染疫情的暴发并不是一次，而应该是两次。

　　海特曼在最近的一份报告中写道："这种情况看起来就像是一种疫情的暴发之中，还夹带着另一种疫情的暴发，而导致这两种疫情的病原体可能具有完全独立的来源。就好像将两块鹅卵石先后扔进同一个池塘，它们分别产生的圆形水波交叉在一起向四周扩散。"换句话说，VGIIa型和VGIIb型菌株感染疫情在温哥华岛上暴发，以及VGIIc型菌株在俄勒冈州引起大规模感染，这两个事件几乎同时发生，很可能只是个惊人的巧合，尽管两者可能是由相同的环境条件引起的。1999年之前，此类感染疫情暴发事件从没有出现过，然而在随后的短短七年间，就连续发生了两次。

　　咳嗽的人类、僵化的蝙蝠以及枯萎的树木的出现，看似并无关联的三个事件，实际上都在向我们发出警示：在这个日渐变暖和缩小的世界里，低估真菌迁移并侵袭新宿主的能力，将会导致非常严重的后果。

扩展阅读

Global Warming Will Bring New Fungal Diseases for Mammals. Monica A. Garcia-Solache and Arturo Casadevall in *mBio*, Vol. 1, No. 1; April 2010.

Sexual Reproduction, Evolution, and Adaptation of *Cryptococcus gattii* in the Pacific Northwest Outbreak. Joseph Heitman, Edmond J. Byrnes III and John R. Perfect in Fungal Diseases: *An Emerging Threat to Human, Animal, and Plant Health*. National Academies Press, 2011.

Hidden Killers: Human Fungal Infections. Gordon D. Brown, David W. Denning, Neil A. R. Gow, Stuart M. Levitz, Mihai G. Netea and Theodore C. White in *Science Translational Medicine*, Vol. 4, No. 165; December 19, 2012.

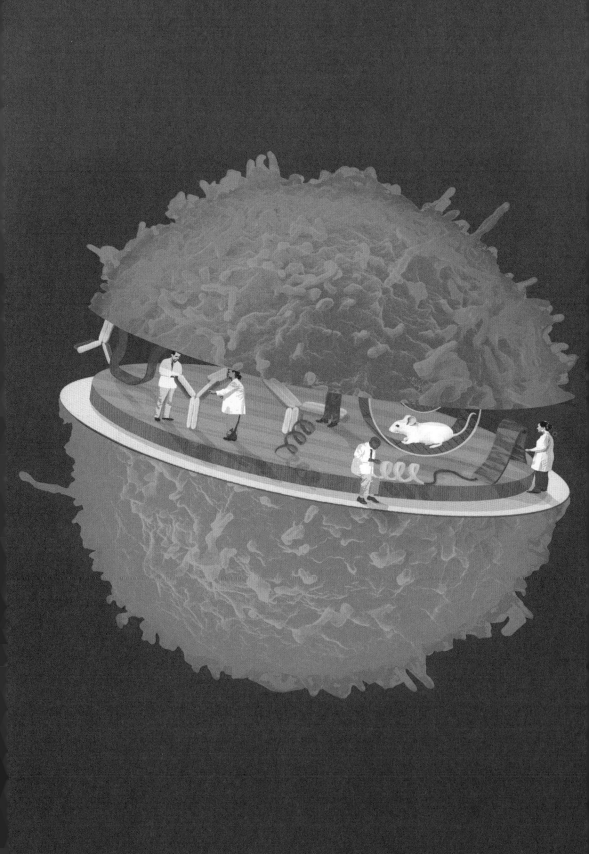

天花未死？

天花可能已经远去，但它的"堂兄弟"——猴痘和牛痘却开始威胁人类的生命。（原载于《科学美国人》中文版《环球科学》2013年第4期。）

撰文 / 索妮亚·沙阿（Sonia Shah）

翻译 / 苏静静

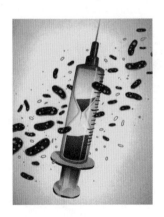

精彩速览

　　35年前，天花被消灭，人类不再常规接种天花疫苗。

　　天花疫苗不仅帮助人们对抗天花病毒，还能抵抗与天花病毒亲缘关系较近的一些痘病毒。但随着疫苗常规接种的终止，大众对这些病毒开始失去免疫力。

　　在一些国家和地区，牛痘病毒和猴痘病毒的感染病例开始攀升。这两种病毒填补了天花的"空缺"，酿成世界性瘟疫的可能性大大增加。

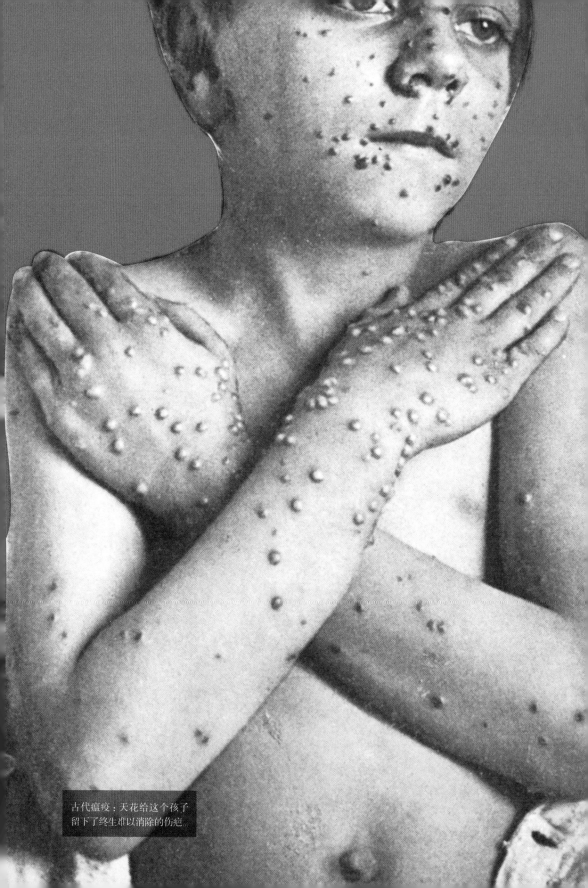

古代瘟疫：天花给这个孩子
留下了终生难以消除的伤疤。

索妮亚·沙阿是一名科学记者，著有《热病：
疟疾是如何统治人类500 000年的》（*The Fever: How Malaria Has Ruled Humankind for 500 000 Years*），目前她正在完成一本关于新兴疾病的著作。

一万年前，当天花第一次出现时，人类除了向神灵祈求帮助之外，几乎束手无策。天花病毒首先侵入鼻腔或咽喉的黏膜，然后蔓延至全身各处，直到皮肤表面出现标志性的大量斑疹并发展成充满病毒的疱疹。从有历史记载开始，感染天花病毒的患者有三分之一因病死亡，仅仅在20世纪，就有超过三亿人因此毙命。

但到了20世纪70年代末，大规模的疫苗接种拯救了数百万人，消灭了地球上的天花瘟疫，仅在人们的上臂留下了一个小疤痕。由于人类是天花病毒唯一的宿主，当它们无法感染人类后便无处藏身，只能面对灭绝的命运。如今，已知的剩余病毒样本封存在两个专门的实验室中，一个在美国，一个在俄罗斯。除非发生灾难性的实验室事故、病毒被蓄意释放或基因重组，天花病毒再也无法在全球造成死亡和苦难了。

1979年，世界卫生组织正式宣布，人类成功消灭了天花——最后一例天花病毒感染病例发生在1977年，感染者是索马里的一位医院职员。从此，各个国家都不再常规接种天花疫苗，只有美国在2001年9月11日的恐怖袭击之后，开始选择性地为部分医务人员和军人接种。因此，从未接触过天花病毒，也没有接种过天花疫苗（有时会导致严重的副作用）的一代人，目前已经成年。

而这正是问题所在。天花疫苗不仅能预防天花病毒的感染，接种天花疫苗后，人体也会对天花病毒的"堂兄弟"——猴痘和牛痘病毒——产生免疫力。不过，由于当时天花病毒的感染病例规模巨大，天花疫苗对猴痘和牛痘病毒感染的预防作用并不为人们所看重。

可怕的趋势

猴痘病例越来越多

追踪人类中的猴痘感染病例十分困难：这种疾病通常发生在缺少医学救助的地方，新发和旧有的感染也不容易区分。天花疫苗也会让人对猴痘病毒产生一定免疫力。但随着 1980 年后天花疫苗常规接种的停止，猴痘病毒感染病例肯定会增多。尽管如此，过去 40 年里开展的研究显示，猴痘疫情的暴发次数还是超过了人们的预期。研究者认为，这是因为在贫穷地区，社会动荡、森林砍伐导致越来越多的人食用或处理受到感染的野生动物。病例增多会使病毒有更多机会变得更适宜在人群中传播，因此其影响可能极为深远。

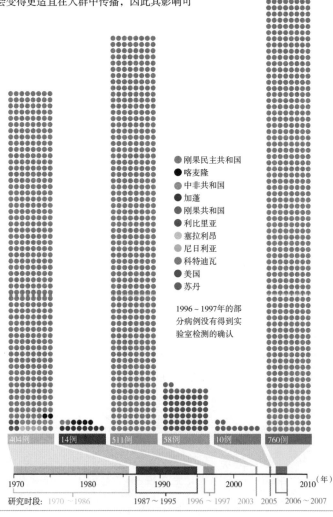

● 刚果民主共和国
● 喀麦隆
● 中非共和国
● 加蓬
● 刚果共和国
● 利比里亚
● 塞拉利昂
● 尼日利亚
● 科特迪瓦
● 美国
● 苏丹

1996～1997年的部分病例没有得到实验室检测的确认

404例　14例　511例　58例　10例　760例

1970　　1980　　1990　　2000　　2010 (年)

研究时段：1970～1986　　1987～1995　1996～1997　2003　2005　2006～2007

由于天花疫苗已不再被广泛接种，于是就有了这样的问题：在分类学上与天花病毒同属正痘病毒属（*Orthopoxvirus*），但较为罕见的猴痘和牛痘病毒会不会对人类造成新的威胁呢？这样的担心不无道理。与天花病毒不同的是，在自然界，牛痘和猴痘病毒可潜伏于啮齿类动物和其他生物体内，因此是无法完全消除的。近年来，人类发生猴痘病毒和牛痘病毒感染的次数正稳步上升。这两种病毒已经开始感染正常宿主以外的动物，而这一现象，提高了这两种病毒经由新途径在全球传播的概率。

目前尚不清楚的是，牛痘和猴痘病毒会随时间如何改变。病毒学家担心，当它们发生变异，更容易在人群中传播时，它们可能会在全球更大范围内肆虐。这种可能性非常可怕，因此一些病毒学家开始研究牛痘、猴痘等有着潜在疫情暴发风险的病毒，希望对它们有更多了解，从而可以在威胁的苗头出现时就发出警报。

从温和到凶猛

透过痘病毒（*poxviruse*）的历史和生物学特性，我们或许可以了解天花病毒的那些"堂兄堂弟"在未来会怎样。历史上给人类造成无数病痛的病原体中，有60%最初都是来自其他脊椎动物，其中就包括正痘病毒。

现存的与天花病毒亲缘关系最近的病毒是沙鼠痘病毒（*taterapox*）。这种病毒是在1968年，从非洲野生沙鼠中分离出来的。分子分析显示，天花病毒的祖先很可能来自非洲啮齿类动物，而这种动物现在可能已经绝种。牛痘和猴痘病毒也与天花病毒的祖先类似，尽管它们的名字里有"牛"或"猴"，但它们通常"居住"在田鼠、松鼠或其他野生啮齿类动物体内。

美国圣路易斯大学的微生物学家马克·布勒（Mark Buller）指出，天花病毒的祖先刚刚感染人类时，它们的传染性可能并不是很强。布勒和其他科学家推测，在天花病毒的进化过程中，肯定出现了一种传染性更强的变种。这一关键性变化，让天花病毒可以通过感染者咳嗽、呼气或打喷嚏，迅速扩散开来。而与此同时，人类开始更加密集地居住在一起，也给天花病毒的人际传播提供了便利。生物学和环境上的改变，让这一天花病毒变种获得了巨大的生存优势，为它在全球肆虐奠定了基础。

不过，仅仅是更容易传播，并不足以使一种病毒获得极强的致命性。实际上，科学家仍然不知道，痘病毒的致病性为什么存在如此大的差异。大多数人感染了牛痘、骆驼痘和浣熊痘病毒后，只会出现皮疹和充满病毒的水泡，基本无大碍，症状会自行消退。猴痘病毒却对人类有极强的致命性。即便如此，也并非所有的猴痘病毒都这么危险。发现于刚果盆地的一种猴痘病毒致命性最强，10%的感染者会死亡，而在西非发现的另外一种猴痘病毒，却基本不会致人死亡。但在2003年，正是西非那种病毒导致了西半球首次有记录的猴痘病毒感染事件，影响范围覆盖了美国六个州，有19人住院，其中包括一名患有脑炎的儿童和一名需要移植角膜的失明妇女。

追根溯源，科学家发现，这次感染事件起源于进口自加纳的啮齿类动物。它们将病毒传播给了宠物土拨鼠，然后土拨鼠又传染给了自己的主人。在这些媒介性动物的参与下，那些本来与人类少有接触的通常以动物为宿主的病毒，得到了在人群中大规模传播的机会。

基因上的细微差异似乎可以解释痘病毒致病性的差别。比如，部分痘病毒具有某些基因，可以合成相应的蛋白质，干扰免疫系统对感染做出有效反应。科学家对不同的痘病毒基因进行比对后，发现了一个存在于多种痘病毒中的基因。在致命性最强的天花病毒中，这个基因可以促进某种蛋白质的合成。而有证据显示，这种蛋白质可以阻止免疫细胞对病毒发起进攻。但在刚果盆地的那种猴痘病毒（致命性比天花病毒弱）中，这个基因只能让病毒合成一种较短的蛋白质。而在致病性更弱的西非猴痘病毒中，这个基因根本不存在，相应的蛋白质也就无法合成。因此，这一事实说明，上述蛋白质变短，就是刚果猴痘病毒的致命性弱于天花病毒的原因。

不同种属的痘病毒是如何获得上述及其他类似基因的？科学家的推测显示，猴痘病毒及其"堂兄堂弟"的致病性可能在以后变得更强。这些基因并不是痘病毒复制所必需的基因，而是在进化史上的某一个时刻，由痘病毒从宿主生物那里获取到的，然后这个基因就一直在痘病毒中"忠实"地复制。不过，让人感到好奇的是，在正常的感染周期中，病毒压根不会靠近宿主细胞核中的遗传物质。

对此，病毒学家比较认可的一种解释是，痘病毒可能曾和逆转录病毒一起感染过人类或其他脊椎动物。这种交叉感染并不少见。逆转录病毒一个广为人知的特点，就是它会把自身基因整合到宿主DNA中（人类基因组中，大约8%的DNA最初来自逆转录病毒）。因此，在进化史上的某一时刻，或许由于逆转录病毒的异常活动，痘病毒获得了来自宿主的基因。

如果这一假说是正确的，对人类而言将是一个不祥的征兆。痘病毒的基因很稳定，通常不会迅速变异。如果它们可以从宿主体内窃取基因使其致病性变强，那么就很难预测在适当的条件下，一种相对"温和"的痘病毒会发生怎样的变化，更不必说原本致病性就很强的那些痘病毒了。这些病毒的致病性从温和到严重的转变，可能比预计的速度更快，而且难以预测。

追踪猴痘

目前，猴痘病毒是其所有正痘病毒家族成员中最有可能威胁全球的一种病毒。病毒学家将它称为天花病毒的"小堂弟"，部分原因在于，在临床上无法区分猴痘与天花病毒。1957年，科学家在抓到的一些猴子身上最早发现了猴痘病毒，而这些病毒通常生存在非洲啮齿类动物（如松鼠）体内。迄今为止，猴痘主要发生在中非，只有两次著名的意外事件：2003年的美国感染疫情暴发和2006年的苏丹感染疫情暴发。

2002年，美国加利福尼亚大学洛杉矶分校的流行病学家安妮·里莫恩（Anne W. Rimoin）在刚果民主共和国首都金沙萨时，第一次听说当地居民感染了猴痘病毒。她不知道有多少人感染，也不知道这些感染者是怎样接触到病毒的，更不知道他们感染的病毒是否会在人群中扩散。但她知道患上这种疾病会有生命危险，必须了解更多的相关信息。

里莫恩有一头漂亮的金发，指甲经过了精心修整，所以在偏远的刚果丛林人们能一眼就看出她不是当地人。不过在大学时，她曾学过非洲史，研究过刚果的政治，而且法语流利（刚果的官方语言为法语），还会说林加拉语等好几种当地语言。她开始四处打听。"我找到了正确的人，问了正确的问题，"她说，"而且我越来越清楚地意识到，感染猴痘病毒的实际人数远比报告中的多。"

但是，如何找到这些感染者呢？在刚果，卫生保健设施稀缺，人们生病了，很少会去看医生。而那些已经康复的病人，也无法通过简单的血液检测来寻找，因为你根本无法区分他们血液里的痘病毒抗体是怎么出现的：是因为曾经接种过天花疫苗，还是因为感染过其他痘病毒？要想评估猴痘病毒的感染率，需要找到正处于发病期的人，这时才有可能从皮肤上的水泡中检测到病毒本身。

里莫恩先是在森林深处建立了一个研究中心。那里没有公路，没有手机信号，没有无线电广播。她乘坐租用的飞机进出，然后一连数日或步行，或乘独木舟，或骑摩托车，穿行在讲林加拉语的刚果内陆村庄里，追踪猴痘病例。

结果令人担忧。与世界卫生组织（WHO）在1981～1986年收集的数据相比，里莫恩发现，人类感染猴痘的病例数增加了20倍。即便如此，她还是认为，她在2010年发表的结果依然只是一个保守数字。"这只是冰山一角，"她断言。毕竟在30年前，WHO在寻找猴痘病毒感染者时，所投入的人力物力都更多。而与WHO的工作相比，里莫恩的团队肯定会遗漏很多病例。

猴痘崛起

尽管刚果的猴痘病毒感染病例之多超出了所有人的预期，但这并不意外。因为，这个国家的绝大多数人都没有接种过天花疫苗。（刚果民主共和国自1980年起就停止了天花疫苗的常规接种。）

进一步研究显示，刚果的这次猴痘病毒疫情暴发可能还有其他原因。里莫恩的同事、美国加利福尼亚大学洛杉矶分校的生态学家詹姆斯·史密斯（James Lloyd Smith）采用计算机模型，研究了猴痘病毒是如何从动物扩散到人群中的。史密斯分析了里莫恩的数据后发现，天花疫苗常规接种的终止，以及之后刚果人对猴痘病毒抵抗力的缺失，并不能完全解释病例数的激增。所有感染者中，至少有四分之一是被动物传染的。

为什么猴痘病毒越来越频繁地从动物扩散至人群中？对于其中的原因，目前还只能猜测。在刚果，砍伐森林，把木材作为木柴、把森林变成耕地的做法，让越来越多的人有机会与携带猴痘病毒的松鼠、老鼠和其他啮齿类动物接触。此外，由于刚果内战，很多当地人因饥饿不得不食用可能被病毒感染的动物。2011年10月发表的一份2009年的调查结果显示，在刚果，三分之一的农村人口会食用他们在森林中发现的已死亡的啮齿类动物，而且颇能说明问题的是，35%的猴痘病毒感染发生在捕猎和农耕季节。大多数猴痘感染案例都是因密切接触已感染病毒的动物所致，比如处理或食用这些动物。

里莫恩和其他病毒学家担心，随着感染人类的机会不断增多，猴痘病毒可能会更加适应人体环境。布勒研究了正痘病毒在人类和动物中的致病方式。他说，猴痘病毒"已经可以使人丧命"，并且可以在人际间传播——只是传染性不那么强而已。猴痘病毒只需要通过几个小小的突变，就会变成另外一种传染性更强的病毒。

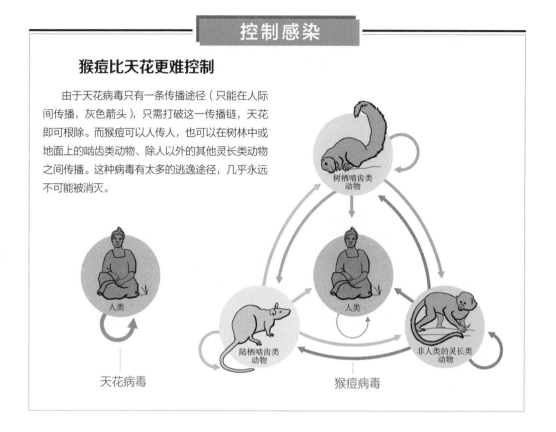

控 制 感 染

猴痘比天花更难控制

由于天花病毒只有一条传播途径（只能在人际间传播，灰色箭头），只需打破这一传播链，天花即可根除。而猴痘可以人传人，也可以在树林中或地面上的啮齿类动物、除人以外的其他灵长类动物之间传播。这种病毒有太多的逃逸途径，几乎永远不可能被消灭。

树栖啮齿类动物

人类

人类

陆栖啮齿类动物

非人类的灵长类动物

天花病毒

猴痘病毒

牛痘与老鼠

在欧洲，有越来越多的人和动物被来自啮齿类动物的牛痘病毒感染。

大多数人感染牛痘后病情轻微。虽然牛痘病毒进入细胞后，可以抑制宿主免疫系统的初始反应，但随后针对牛痘病毒的抗体却会发起猛攻，扭转局面，阻止牛痘病毒向人体其他组织扩散。

不过，在免疫系统较弱的人（比如HIV感染者、接受化疗的癌症患者，或者器官移植后使用免疫抑制剂的病人）中，情况又不一样了。英国利物浦大学的马尔科姆·班尼特（Malcolm Bennett）说："他们可能会得天花那样的疾病，还可能死亡。"公共卫生专家估计，自1972年以来，美国免疫功能低下者的数量已经增加了100倍，这些人很容易感染牛痘和其他类似病毒。

班尼特是一位兽医病理学家，他在研究野生环境下牛痘病毒的生态学和进化过程。据他说，在英国，牛痘病毒通常存在于欧洲棕背田鼠（bank vole，一种野鼠）、田鼠和林姬鼠中，且不会致病。家猫在抓老鼠时，可能感染病毒，然后它们会把病毒传染给主人。在英国感染牛痘病毒的人当中，有一半都是由类似的系列事件所导致的。

与猴痘一样，牛痘也已开始侵袭正常宿主以外的动物。暖冬和其他适宜的气候条件，让欧洲棕背田鼠开始大量繁衍，而鼠类可能在牛痘传播中发挥了媒介作用，这与2003年美国猴痘流行时土拨鼠的作用类似。美国疾病控制与预防中心的流行病学家玛丽·雷诺兹（Mary Reynolds）表示，"感染牛痘病毒的病例在不断增多，无论是动物园动物引起的，还是家中的宠物传染的，这些事件都与鼠类有关"，这一趋势"非常令人担忧，因为黑鼠和棕鼠的扩散速度相当快"。如果牛痘病毒在鼠群中立足，而不像现在仅仅是在欧洲棕背田鼠和林姬鼠中传播，那么将有上百万人口会通过被鼠咬伤、接触鼠类粪便等途径感染病毒。

事实上，这类病毒本身就很容易侵入新的物种。例如，曾用于制造天花疫苗的牛痘病毒，目前就在巴西奶牛和印度水牛中自由传播。而且，"这类病毒中，还有不少从未被分离出来过，或者还未被科学家完全认识"，雷诺兹指出，一旦机会出现，这些不为人们所熟知的病毒株就可能把活动范围扩展到新的地区和物种中，"其中某些种类可能对人类具有较强的致病性，它们只是还没有完成这种跨物种的传播"。

我们还有武器

由于从没有接种过天花疫苗的人群不断增长，病毒专家预计，猴痘、牛痘和其他痘病毒的感染率将会持续升高。

如果这些病毒中有任何一种能在人类中传播，我们就需要新的药物和疫苗（以及运用这些药物和疫苗的相关资源）来消除这一威胁。"9·11"事件后，国际社会十分担心恐怖分子会释放天花病毒，为此研制了大量新型疫苗和药物。这些药物可能会成为对抗新发痘病毒的武器。但是，生产、配送这些药物以及消除药物的副作用，也是一项极其复杂且费时费力的工作。新型天花疫苗，例如Bavarian Nordic公司研制的Imvamune疫苗，即便是免疫缺陷人群也可以安全注射，但在注射时必须高剂量给药，且需要注射两次，而不是像以前那样只需注射一次。这使得新型疫苗的成本比传统天花疫苗高。Siga

Technologies公司生产的一种名为ST-246的药物，可以防止宿主体内的正痘病毒在细胞之间转移。虽然这种药品还没有获得美国食品和药物管理局的批准，但美国政府已经采购了大量ST-246，并把该药添加到了美国生物防御储备物资中。

在像刚果河盆地的农村这样的地区，用于采购最先进疫苗和药物的经费有限，因而目前对付痘病毒最有效的方法可能是提高监测水平，同时开展社区教育项目。例如，在刚果民主共和国，美国疾病控制与预防中心就和当地卫生官员、非政府志愿组织联合开展了一项猴痘教育项目，使得能够识别猴痘病例的人在当地人群中的比例，从23%上升到了61%。

里莫恩仍在坚持检测猴痘病毒，同时也开展了相应研究，旨在对感染动物和人类的变种病毒进行基因测序，研究这些病毒可能的变化。好的检测手段意味着感染者可以被及时隔离起来并获得更多的治疗机会，并减小猴痘病毒变异和在人际间快速传播的可能性。

人类与痘病毒之间的战争历史悠久。1977年，那位21岁的索马里医院职员的痊愈，并不意味着这场战争的结束。新的工具和更好的监测手段使科学家有了更好的装备，对这种疾病的警惕性也更高。但要防止另外一种痘病毒肆虐人间，必须在将来一段时间内持续做好这些防卫工作。

扩展阅读

Extended Interhuman Transmission of Monkeypox in a Hospital Community in the Republic of the Congo, 2003. Lynne A. Learned et al. in *American Journal of Tropical Medicine and Hygiene*, Vol. 73, No. 2, pages 428–434; August 2005. www.ajtmh.org/content/73/2/428.full

Monkeypox Virus and Insights into Its Immunomodulatory Proteins. Jessica R. Weaver and Stuart N. Isaacs in *Immunology Reviews*, Vol. 225, pages 96–113; October 2008. www.ncbi.nlm.nih.gov/pmc/articles/ PMC2567051

Major Increase in Human Monkeypox Incidence 30 Years after Smallpox Vaccination Campaigns Cease in the Democratic Republic of Congo. Anne W. Rimoin et al. in *Proceedings of the National Academy of Sciences USA*, Vol. 107, No. 37, pages 16,262–16,267; September 14, 2010. www.pnas.org/content/107/37/16262.full

Anne W. Rimoin's U.C.L.A. laboratory Web site, including photo gallery, publications and press: www.ph.ucla.edu/epi/faculty/rimoin/rimoin.html

天花研究简史

整理 万宇

公元前 12 世纪	3~4 世纪	9 世纪	1549 年	1774 年

在古埃及法老拉美西斯五世的木乃伊上，近代考古学家发现了天花造成的痘痕，这是已知最早的天花病例。这说明在当时，天花已在埃及肆虐。

中国东晋时期的医学家葛洪在《肘后备急方》一书中，首先对天花的症状、危险性和传染性做出了准确的记载，称之为"虏疮"。书中还记载了以升麻、蜂蜜等中药治疗天花的方法。

波斯医学家拉齐斯在《论天花与麻疹》一书中，对天花做出详细的临床描述，并认为痘疮是由于血液受到感染，如沸腾一般排出水汽而形成，进而指出要隔离患者以防止传染。该书译成拉丁文等文字后，西方医学界首次将天花与麻疹、水痘区分出来。

中国医生万全编撰的《痘疹心法》首次论述了痘苗的种类和安全性，以及接种人痘的副作用。到了隆庆年间（1567~1572年），用种人痘来预防天花在我国已广泛使用。然而，种人痘仍然有0.5%~2%的致死率。

英国农夫本杰明·杰斯蒂首次尝试用缝衣针为妻子和两个儿子接种牛痘。他们康复之后，都获得了对天花的免疫力。

1909 年	1931 年	1942 年	1958 年	1961 年

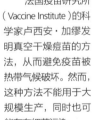 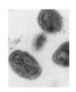 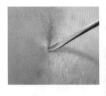

法国疫苗研究所（Vaccine Institute）的科学家卢西安·加缪发明真空干燥痘苗的方法，从而避免疫苗被热带气候破坏。然而，这种方法不能用于大规模生产，同时也可能存在细菌污染。

德国科学家恩斯特·鲁斯卡与工程师马克斯·克诺尔共同研制出第一台透射式电子显微镜。随着成像技术的改进，人们能够通过电子显微镜直接观察到天花病毒，为诊断与研究天花提供了一种新方式。

美国洛克菲勒医学研究所（今天的洛克菲勒大学）的斯马德尔与霍格兰发现，在天花与牛痘等痘病毒内部的核酸中，只有DNA而没有RNA。

苏联病毒学家维克托·日丹诺夫向世界卫生大会提交方案，希望在全球采取消灭天花的措施。该方案于次年通过。当时，每年仍然有约200万人死于天花。

美国微生物学家本杰明·鲁宾发明尖端分叉的接种针（bifurcated needle），用于接种冻干型牛痘苗。这不仅简化了操作，而且大大提高了疫苗的使用效率，在普及预防接种方面发挥了重要作用。

1796 年

英国医师爱德华·琴纳通过系统性的实验证明，接种牛痘可以使人获得对天花的长期免疫力，并且比接种人痘安全。琴纳的研究结果发表后引起巨大反响，欧洲各国政府相继免费提供牛痘疫苗并停止人痘接种，使一些地区的天花发病率接近于零，同时还产生了一门新的学科——免疫学。

1803 年

西班牙医生弗朗西斯科·巴米斯受国王查尔斯四世指派，进行了一次旨在传播牛痘接种法的环球航行，将牛痘活疫苗带到中国、菲律宾、美洲各国。

1836 年

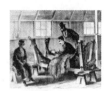

英国医师爱德华·巴拉德注意到，牛痘疫苗随着在人群中一次次传代，保护效果会逐渐降低。因此，他提出应挑选效果优良的牛痘，将其接种回奶牛，以提高疫苗的保护效果。该方法很快被应用于疫苗生产，最终取代了从牛痘患者身上获取疫苗的方式。

1891 年

英国医师科普曼改进了牛痘苗的制作工艺。他将纯甘油作为杀菌剂，添加到牛痘苗中制成液态混合物，从而减少了经由疫苗传播的致病菌。

1906 年

意大利病理与微生物学家阿尔代基·尼格里证明，天花和牛痘都是由病毒引起的。

1975 年

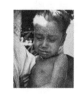

1975年10月，在位于孟加拉国波拉岛（Bhola Island）的一个村子里，出现世界上最后一个自然发生的大天花（Variola Major）病例。患者是名叫拉赫玛·巴鲁的2岁小女孩，不久痊愈。

1977 年

1977年10月，在索马里的马尔卡（Merca），出现世界上最后一个自然发生的小天花（Variola Minor）病例。患者阿里·马阿林是当地一所医院的职员，不久痊愈。

1978 年

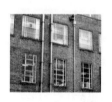

英国伯明翰大学医学院的医学摄影师珍妮特·帕克在实验中感染天花不幸逝世。这是世界上最后一次出现天花病例。因为这次事故，全世界的天花样本除一部分送往美国和俄罗斯的两个实验室集中保存外，其余均被销毁。

1980 年

1980年5月8日，世界卫生组织正式宣布，在全球范围内已经消灭了天花。这是人类首次消灭了一种传染病。

2011 年

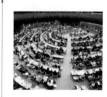

在2011年5月24日闭幕的第64届世界卫生大会上，各国卫生部长一致同意，将美俄实验室中仅存的天花病毒样本再保留三年，以留给世界更多时间来思考天花病毒的存废问题。

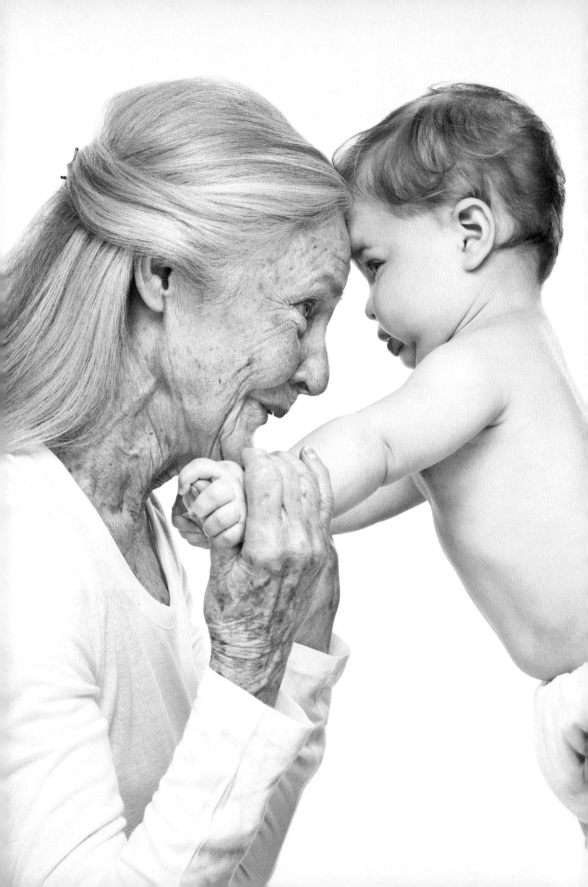

自由基可以抗衰老？

几十年来，科学家普遍认为，自由基引起氧化损伤，从而导致衰老。很多人服用抗氧化维生素，以此抵抗衰老。然而新的研究发现，在某些情况下，自由基反而可能使动物更长寿；服用抗氧化维生素有可能弊大于利。（原载于《科学美国人》中文版《环球科学》2013年第3期。）

撰文 / 梅琳达·莫耶（Melinda Wenner Moyer）

翻译 / 应 剑 李 颂

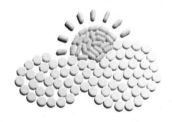

---- 精彩速览 ----

几十年来，科学家推测自由基这种高活性分子会损伤细胞，影响组织及器官功能，进而导致衰老。

然而，最近的实验表明，小鼠和线虫体内的一些自由基增多时，这些动物的寿命反而变得更长。

在某些情况下，自由基似乎充当了细胞修复网络的信号分子。如果这些结果得到确认，那就意味着健康人群（以维生素或其他膳食补充剂的形式）服用抗氧化剂对机体造成的危害可能大于其益处。

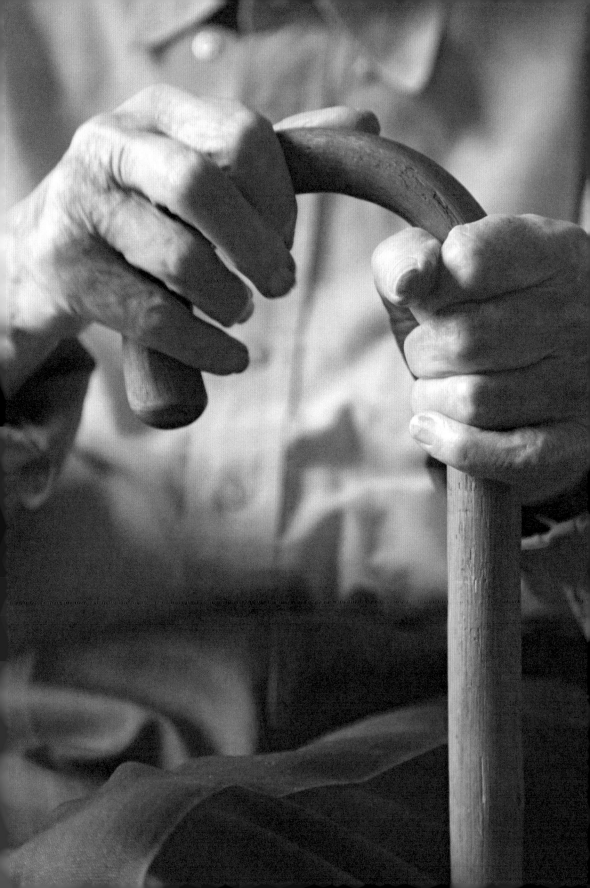

梅琳达・莫耶是美国纽约州的一名科学作家及撰稿人，也是纽约城市大学新闻研究生院的兼职助理教授。

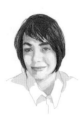

　　戴维・格姆斯（David Gems）是英国伦敦大学学院健康老龄化研究所的副所长，他常以秀丽隐杆线虫（*Caenorhabditis elegans*）为对象，研究衰老相关问题。2006年的一次实验中，一组预期会死亡的线虫竟然活了下来，这彻底改变了格姆斯的研究生涯。在那次实验中，格姆斯的目的是检验"细胞氧化损伤（用自由基等高反应性化合物移去分子中的电子）的积累是导致衰老的主要原因"这一观点。按照这种理论，随着时间的推移，氧化作用会使越来越多的脂质、蛋白质、DNA片段等细胞关键组件受到损伤，最终损害组织、器官甚至整个机体的功能。

　　格姆斯通过基因改造，使线虫不能产生某些酶，而这些酶本来在生物体内充当着抗氧化物的角色，可以消除自由基。按理说，在没有这些抗氧化酶的情况下，线虫体内的自由基将迅速增多，引发具有潜在破坏性的氧化反应。

　　然而与预测相反，经过基因改造的线虫并没有提前死亡。相反，它们的寿命与普通线虫一样长。研究人员觉得不可思议。格姆斯回忆道："当时我就说，'这肯定不对，很显然，实验出问题了。'"格姆斯让实验室另一名研究人员核查结果，并重复实验，然而结果依然如此：经过基因改造的线虫确实没有产生抗氧化物，它们体内的自由基也确实在不断积累，尽管这使线虫遭受了非常严重的氧化损伤，但线虫的寿命就是没有缩短。

　　其他科学家对不同动物开展的实验，也得到了令人困惑的类似结果。美国得克萨斯大学健康科学中心巴肖普长寿与衰老研究所（Barshop Institute for Longevity and Aging

Studies）的负责人阿兰·理查德森（Arlan Richardson）通过基因改造，培育了18种小鼠，其中一些小鼠体内的抗氧化酶比普通小鼠多，还有一些则比普通小鼠少。假如自由基的产生及后续的氧化作用是导致衰老的原因，那么抗氧化酶较多的小鼠就应该比抗氧化酶较少的小鼠寿命更长。然而，理查德森说："我研究了那些寿命曲线，结果却发现，抗氧化酶水平有显著差异的小鼠，它们的寿命完全没有差别。"在2001到2009年间，理查德森陆续发表了一系列论文，报道了这些令人困惑的结果。

生理学家罗谢尔·比弗斯坦（Rochelle Buffenstein）甚至遇到了更大的困惑。过去11年间，他一直在研究，为什么裸鼹鼠（最长寿的啮齿动物）的寿命能够长达25～30年——大约是相同体形小鼠寿命的八倍。比弗斯坦研究发现，裸鼹鼠体内的天然抗氧化物比小鼠更少，身体组织中氧化损伤的积累，从小就比其他啮齿动物更严重。然而反常的是，它们可以健健康康、无病无灾地存活很长时间，直到老死。

"氧化损伤导致衰老"这种理论由来已久。对于该理论的支持者而言，上述发现无异于"异端邪说"。然而，这些"异端邪说"大有后来居上之势。过去10年中，许多为支持"自由基等活性分子导致衰老"而开展的研究，都得到了相反的结果。甚至在某些条件下，这些高能分子不仅不危险，反而能触发动物体内的内在防御机制，促进机体健康。这些结果不仅对未来的抗衰老干预措施有着重要启示，同时也对时下流行的、服用高剂量的抗氧化维生素这一做法提出了质疑。如果"氧化损伤导致衰老"这一理论是错误的，那么衰老的机制就比人们曾经设想的更复杂，也就需要研究人员从分子水平上重新认识健康老龄化（healthy aging）。

格姆斯表示："衰老研究领域长期以来都局限于氧化损伤等理论的思维定式中，对衰老没有更深入的认识。从某种程度上来说，这些理论甚至有些随意。我们可能需要仔细考虑其他理论，并且从根本上重新认识衰老的机制。"

"自由基理论"溯源

"氧化损伤导致衰老"的理论最早可能是德纳姆·哈曼（Denham Harman）提出的。1945年12月，哈曼的妻子海伦带了一本《妇女家庭杂志》（*Ladies' Home Journal*）回家，翻出一篇讲述衰老的可能原因的文章给哈曼看。这篇文章让哈曼深深着迷，也正是因此，哈曼找到了他一生的研究课题。

那时，29岁的哈曼是壳牌开发公司（Shell Development，壳牌石油集团的研究机构）的一名化学家，没有太多时间思考这一问题。但九年后，当他从医学院毕业并在加利福尼亚大学伯克利分校找到一份研究助理的工作后，他开始更严谨地思考衰老问题。在2003年的一次采访中，哈曼回忆道，有一天早上，他坐在办公室里，突然顿悟：衰老一定是自由基导致的——"这是非常让人意外的想法"。

尽管在此之前，从未有人将自由基与衰老联系起来，但哈曼提出自由基可能是导致衰老的罪魁祸首也不无道理。首先，他知道X光和放射性炸弹产生的电离辐射有时是致命的，而这种辐射会导致机体产生自由基。其次，当时的研究发现，富含抗氧化剂的膳食可以削弱辐射的不良影响（这一点已被证明是正确的），这意味着自由基是辐射造成机体损伤的一个原因。此外，自由基是呼吸和代谢的正常副产物，随着时间推移，自由基在体内不断积累。由于细胞损伤和自由基水平都随着年龄增长而增加，因此哈曼认为，自由基可能造成细胞损伤，从而导致衰老，而抗氧化剂很可能会延缓衰老。

哈曼开始验证他的假设。在最初的一次实验中，他用抗氧化剂喂食小鼠，发现它们的寿命有所延长（不过要注意的是，高浓度抗氧化剂会产生有害作用）。其他科学家很快也开始实验，验证这一结果。1969年，杜克大学的研究人员发现了生物体内的第一种抗氧化酶——超氧化物歧化酶（superoxide dismutase），并推测它能够消除自由基积累带来的有害作用。基于这些新发现，大多数生物学家开始接受"自由基导致衰老"的理论。格姆斯说："如果你在衰老领域从事研究，那么连你呼吸的空气都是'自由基理论'，它无处不在，出现在每一本教科书中。所有的论文都会直接或间接地引用这一理论。"

然而随着时间推移，科学家在重复哈曼的某些实验结果时，却遇到了麻烦。理查德森说，直到20世纪70年代，"仍然没有一个确凿的证据可以证明，喂食抗氧化剂能延长动物的寿命"。理查德森起初推测，其他科学家的实验结果之所以与哈曼的结果相矛盾，是因为他们没有很好地控制实验过程。或许，实验动物并没有吸收喂食的抗氧化剂，进而导致血液中的自由基水平没有改变。不过，到20世纪90年代，随着遗传学的发展，科学家可以用更精确的方法研究抗氧化物的作用——直接操纵基因组来改变实验动物体内抗氧化酶的水平。理查德森利用经过基因改造的小鼠进行了许多次实验，结果发现，小鼠体内自由基的水平以及这些物质导致的氧化损伤，与小鼠寿命并无关联。

后来，加拿大麦吉尔大学的生物学家西格弗里德·海基米（Siegfried Hekimi）培育出一种线虫，能过量产生一种被称为"超氧化物"（superoxide）的特殊自由基。海基米原本预测，这种线虫的寿命将会很短。他说："我本来以为，这些线虫的出现，将帮助研究人员证实氧化损伤导致衰老的理论。"然而，海基米于2010年在《公共科学图书馆·生物学》（*PLOS Biology*）杂志上发表了一篇论文，报道了完全相反的结果：这些经过基因改造的线虫不但没有出现严重的氧化损伤，而且平均寿命比普通线虫长32%。更令人惊讶的是，给这些线虫喂食具有抗氧化作用的维生素C，它们寿命延长的现象就消失了。海基米推测，超氧化物并不是一种破坏性分子，而是线虫体内的一种保护信号，可以促进某些基因表达，修复细胞损伤。

在一项后续实验中，海基米将一些正常线虫从出生开始就暴露在一种低浓度的常用除草剂中，这种除草剂能促进植物和动物体内产生自由基。结果同样出人意料（也发表在2010年的那篇论文中）：接触过除草剂的线虫，寿命比未经处理的线虫长58%。而给这些线虫喂食抗氧化剂后，除草剂延长寿命的效应就消失了。2012年4月，海基米及其同事最终证明，敲除线虫体内编码超氧化物歧化酶的所有五个基因，或使它们全部失活，几乎不会影响线虫的寿命。

这些发现是否意味着自由基理论完全错了？美国巴克衰老研究所（Buck Institute for Research on Aging）的生物化学家西蒙·梅洛维（Simon Melov）认为，这个问题不可能这么简单。在某些情况下，自由基可能有益，而在另一些情况下则会带来危险。大量的氧化损伤毫无疑问会导致癌症及器官损伤，而且大量证据表明，氧化损伤在心脏病等多种慢性疾病的发病过程中扮演了重要角色。此外，华盛顿大学的研究人员发现，通过基因改造而产生更多过氧化氢酶（catalase，一种抗氧化酶）的小鼠活得更长。梅洛维指出，在某些情况下，氧化损伤与衰老有关，但"这不等于说，衰老过程是由氧化损伤引起的"。他认为，衰老可能有多种类型，衰老的原因和疗法可能不止一种，过去人们认为的单独一种原因导致衰老的观点完全是一厢情愿。

自由基的新功能

假设自由基随着机体衰老而不断积累，但它们又不一定导致衰老，那它们的作用是什么？迄今为止，这一问题引发了更多的推测，但还没有确切的答案。

海基米声称："自由基实际上是机体防御机制的一部分。"在某些情况下，机体确实可能产生自由基，对细胞损伤做出应答，例如作为激活机体自身修复机制的信号。在这种情况下，自由基是细胞受到损伤产生的结果，而不是使细胞受损的原因。不过，海基米也认为，高水平的自由基也会导致细胞损伤。

微损伤能够帮助机体抵御更大的伤害，这种观点并不新鲜。事实上，正是由于这个原因，逐渐增加肌肉承受的张力可以使肌肉变得更强壮。相反，许多偶尔运动的人经常遇到痛苦的经历——久坐在办公桌前度过漫长的一周后，突然的运动提高了对身体机能的要求，很容易导致各种严重损伤，比如小腿肌肉和肌腱拉伤。

2002年，美国科罗拉多大学波德分校的研究人员曾将线虫短暂暴露于高温下，或者让它们接触会使机体产生自由基的化学物质。结果，这些环境刺激提高了线虫的生存能力，使它们在随后遭遇更大伤害时仍能存活下来。这些人工干预也使线虫的寿命提高了20%。不过，目前还不清楚这些人工干预对氧化损伤的整体水平有什么样的影响，因为研究人员并没有评估这些变化。2010年，美国加利福尼亚大学旧金山分校和韩国浦项工科大学的研究人员在《当代生物学》（ Current Biology ）杂志上发表论文指出，许多自由基可以启动HIF-1基因，该基因负责激活一系列与细胞损伤修复有关的基因，其中包括一种参与修复DNA突变的基因。

自由基在一定程度上也可以解释为什么锻炼有益于健康。多年来，研究人员推测，尽管锻炼能产生自由基，但锻炼有益于健康并不是因为自由基。在2009年发表于《美国国家科学院院刊》（ Proceedings of the National Academy of Sciences USA ）杂志上的一项研究中，德国耶拿市弗里德里希·席勒大学（ Friedrich Schiller University of Jena ）的营养学教授迈克尔·里斯托（ Michael Ristow ）及其同事，比较了服用和不服用抗氧化剂的锻炼者的生理状况。里斯托发现，没有服用抗氧化维生素的锻炼者更健康，而且各种迹象显示，他们似乎也更不容易患 II 型糖尿病。这与理查德森的小鼠实验结果相一致。美国得克萨斯大学西南医学中心的微生物学家贝丝·莱文（ Beth Levine ）研究发现，锻炼也能增强一种名为自噬（ autophagy ）的生理过程。在此过程中，细胞可以重新利用蛋白碎片和其他亚细胞片段，而细胞用来消化和拆解旧分子的工具就是自由基。不过，莱文的研究结果使情况变得更加复杂，她发现自噬也降低了自由基的总量。这意味着在细胞中的不同部位，不同种类和数量的自由基可能根据环境发挥着不同的作用。

来自人体的证据

当维生素成为"杀手"

流行病学研究表明,多吃水果和蔬菜(富含维生素及其他抗氧化物)的人,往往比不吃水果和蔬菜的人更长寿,而且患癌症的概率也更低。因此,服用抗氧化膳食补充剂似乎可以使人更健康。然而,一些严谨的科学研究并不支持这一假设。相反,这些研究表明,一些服用抗氧化剂的人更容易患致命疾病,比如肺癌和心脏病。

抗氧化剂可能带来麻烦
1996年,一项约18 000名受试者参与的研究表明,与不服用抗氧化剂的普通人群相比,服用β-胡萝卜素和维生素A的人群肺癌发病率提高了28%,死亡率提高了17%。肺癌发病率与死亡率的提高在研究开始18个月后变得明显,尤其在重度吸烟者群体中;而在暴露于石棉纤维(一种已知的致癌物)的吸烟者群体中,肺癌发病率与死亡率提高幅度最大。

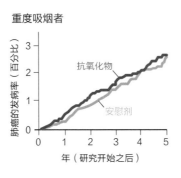

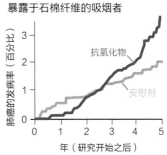

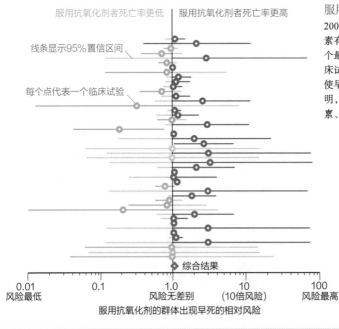

服用某些维生素可能缩短寿命
2007年,科学家回顾了68项与维生素有关的科学研究,在综合其中47个最大程度上避免了主观偏见的临床试验的数据后发现,服用维生素使早死率提高了5%。进一步研究表明,早死率提高与服用β-胡萝卜素、维生素A和维生素E有关。

抗氧化谜团

如果自由基并非总是有害，那么，抗氧化物的作用就并不总是好的。目前，52%的美国人每天服用复合维生素补充剂，通过这种方式摄入大量抗氧化剂，如维生素E和β-胡萝卜素等，这就成了一个令人担忧的问题。2007年，《美国医学会杂志》（*Journal of American Medical Association*）发表了一篇基于68个临床试验的系统综述，结论指出，抗氧化膳食补充剂并不能降低死亡风险。该综述的作者在分析了部分相对更客观的临床试验（最大限度地避免主观偏见的影响，例如，受试者的分组完全随机，而且受试者和研究人员都不知道哪些人服了药）后发现，一些抗氧化剂甚至可能提高死亡风险，在某些情况下，这种风险的增幅高达16%。

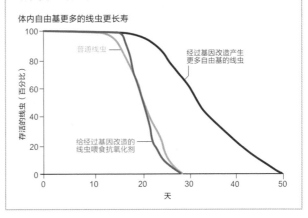

来自动物的证据

线虫的启示

一些自由基可能对机体有益，而不会导致衰老（通常认为自由基通过氧化反应造成细胞损伤，进而导致衰老）。西格弗里德·海基米等人的研究提出了一种可能的原因：一些自由基激活了生物体内部的修复机制。在一项于2010年发表的研究中，海基米通过基因改造，使线虫产生更多自由基。令他们感到惊奇的是，这种经过基因改造的线虫反而比普通线虫寿命更长，而当研究者给这种经过基因改造的线虫喂食抗氧化剂后，它们的寿命就不会延长。

体内自由基更多的线虫更长寿

普通线虫

经过基因改造产生更多自由基的线虫

给经过基因改造的线虫喂食抗氧化剂

存活的线虫（百分比）

天

如今，包括美国心脏学会和美国糖尿病学会在内的诸多机构都建议，在没有被确诊为维生素缺乏症的情况下，不要服用抗氧化维生素。美国国家癌症研究所营养流行病学分部的高级研究员德米特里厄斯·阿尔巴尼斯（Demetrius Albanes）说："越来越多的文献证据表明，这些膳食补充剂并没有人们先前认为的那些益处，尤其是在高剂量的情况下。相反，我们已经清楚地认识到它们潜在的负面作用。"

尽管如此，很难想象抗氧化剂会彻底失宠——在缺乏更多证据的情况下，衰老领域的大多数研究者不可能接受自由基有益的学说。不过，科学证据逐步表明，衰老远比哈曼在60年前所设想的更复杂。格姆斯认为，试验证据指向一个全新的理论，即衰老是由

补充营养素须谨慎

撰文 王春玲

　　多年来，"自由基产生氧化损伤，进而导致衰老"的观念深入人心，美国等西方国家非常流行服用维生素E等抗氧化剂来延缓衰老，这一做法也逐渐被中国人接受。但近年来，大量研究却对抗氧化剂的作用得出不同的结果。梅琳达·莫耶的这篇文章就总结了近年来质疑上述观点的若干研究，从这些研究来看，自由基可能与机体防御机制有关，不但不是导致衰老的"元凶"，一定程度上还有益于健康。虽然目前仍然很难在理论上就这两种观点下定论，但这些分歧提示我们，衰老不是由"氧化损伤"这一种原因造成的结果，仅靠服用大量抗氧化剂不但不能延缓衰老，反而会对健康产生潜在的危害。对这方面的科学进展我们应该持续关注。

　　均衡和适量是营养学的基本原则，不但抗氧化剂如此，各种营养素的摄入亦是如此。比如近10年的大量研究发现，维生素A和铁、锌等矿物质在缺乏或过量的情况下，都会对健康造成损害。膳食补充剂可以是健康的助推器，但绝对不是解决一切问题的灵丹妙药。获得健康，没有捷径——健康源于长期坚持科学的膳食结构和健康的生活方式。

生长及生殖过程中某些生理过程的过度活跃引起。但正如他所说，无论科学家持有何种观点，这些观点如何向前发展，"科学家持续不断的探索，已经将这个领域推进到一个略显陌生，但更接近真相的境界，这是一股令人振奋的新鲜空气"。

扩展阅读

Is the Oxidative Stress Theory of Aging Dead? Viviana I. Pérez et al. in *Biochimica et Biophysica Acta*, Vol. 1970, No. 10, pages 1005–1014; October 2009.

Biology of Aging: Research Today for a Healthier Tomorrow. National Institute on Aging. National Institutes of Health, November 2011. www.nia.nih. gov/health/ publication/biology-aging

Alternative Perspectives on Aging in *Caenorhabditis elegans*: Reactive Oxygen Species or Hyperfunction? David Gems and Yila de la Guardia in *Antioxidants & Redox Signaling*. Published online September 24, 2012.

长寿基因
导致老年病

为什么人类的寿命远长于其他灵长类？来自现代基因组和古代木乃伊的研究数据，正为我们提供线索。（原载于《科学美国人》中文版《环球科学》2013年第11期。）

撰文 / 希瑟·普林格尔（Heather Pringle）
翻译 / 郑奕宸

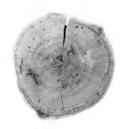

精彩速览

　　人类比其他灵长类活得更长，传统观点认为，这一现象是源于现代医学的发展、充足的食物以及先进的卫生系统。

　　但新的研究表明，虽然上述因素在最近200年内延长了人类的寿命，但人类寿命比其他灵长类长这一趋势早在这之前就存在了。

　　当人类的祖先开始更多地摄入肉食后，他们就渐渐进化出了对抗肉食中病菌的免疫机制。这些免疫机制延长了人类的寿命，却也使人类在晚年更容易患上一些老年疾病。

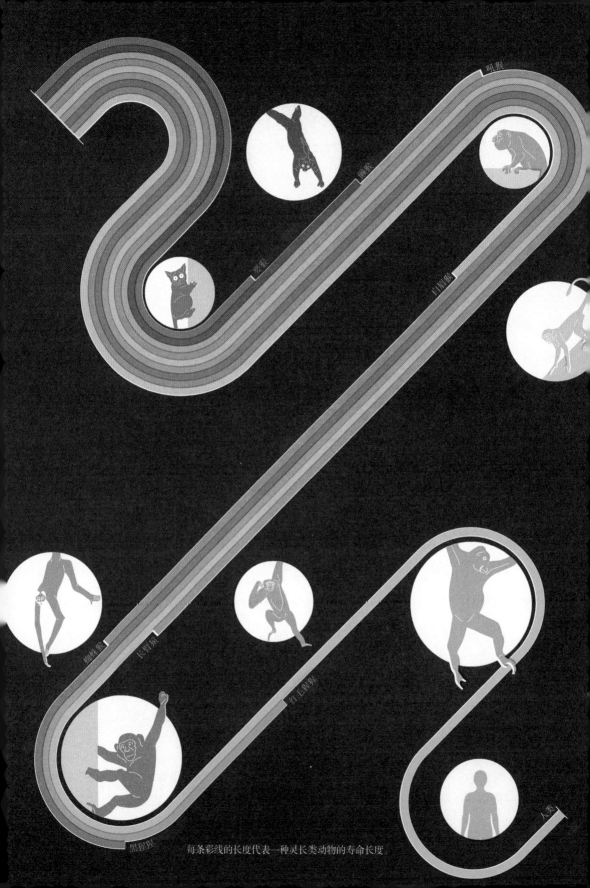

吼猴

蜘蛛猴

僧帽猴

白眉猴

狐猴

长臂猿

红毛猩猩

黑猩猩

人类

每条彩线的长度代表一种灵长类动物的寿命长度。

希瑟·普林格尔是加拿大科学作家，也是《科学》杂志的特约记者。

一个星期天的早晨，在秘鲁首都利马一处破败而危险的居民区里，一辆载着十来具尸体、没有标志的白色货车在秘鲁国家神经科学研究所所在地停了下来。一大群穿着考究的研究人员和政府公务员，正坐在大楼后方不大的等候区里，目不转睛地盯着这一切。在驾驶员爬出驾驶室的同时，一名助手开始急匆匆地寻找医用轮床。几分钟后，两名男子推着第一具尸体进入研究所的成像室。来自美国南加利福尼亚大学的生物学家凯莱布·芬奇（Caleb Finch）一直在旁边注视，他为这一刻已经等了好几个月。这位高高瘦瘦、头发灰白，长着"时间老人"似的胡子的科学家，今年已经74岁了。他将自己的职业生涯全部奉献给了关于人类衰老的研究。

和其他灵长类动物相比，我们人类异常长寿。比如，和我们关系最近的现存物种黑猩猩，出生时的平均预期寿命只有大约13岁；而美国2009年出生的婴儿的预期寿命则达到78.5岁。芬奇来到利马，就是想通过窥测遥远的过去，找出其中的奥秘。

卡车中的尸体既有男人的，也有女人和小孩子的。1800年前，他们在海岸边的沙原死去，远在这片土地被西班牙人征服之前。这些尸体由于被满是尘土的衣物包裹着，葬在干燥的沙冢里，自然地木乃伊化了，所以完好地保存至今。在它们身上，藏着能解开人类寿命之谜的重要线索。如同来自现代医学诞生之前那个古老时代的使者，这些尸体将成为研究古代人类寿命的重要材料。

芬奇走向卡车，一边检查这些木乃伊，一边微笑。"数量真是不少，"他说。

很多研究人员都将我们的超长寿命归功于疫苗、抗生素发明等医学进步，归功于高效的城市卫生系统和全年不间断供应的、营养丰富的新鲜蔬菜水果。大量人口统计学证据也表明，过去200年间，这些因素大大延长了人类的寿命。但芬奇认为，以上因素虽然重要，却只是人类长寿之谜中的一环而已。他从体质人类学、灵长类动物学、遗传学以及医学等诸多学科中收集数据，提出了一项富有争议的新假说：当我们的祖先进化出越来越强大的防御系统来对抗古代环境中的各种病原体和有害物质时，人类衰老减缓、寿命延长的趋势就已经开始了。

如果芬奇是正确的，那么未来关于传染病、宿主防御、老年人慢性疾病之间复杂关系的研究，很可能会颠覆科学家对衰老的认识，并找到应对老龄化的办法。

寿命的进化

一项针对现代狩猎采集民族的研究显示，现代医学和丰富的食品供应并非人类长寿的唯一原因。1985年，美国加利福尼亚大学洛杉矶分校的一名体质人类学家尼古拉斯·布勒顿-琼斯（Nicholas Blurton-Jones），驾驶越野车穿过坦桑尼亚埃亚西湖（Lake Eyasi）盆地的一片人迹罕至的灌木林，和助手古多·玛西亚（Gudo Mahiya）一同前往哈扎人（Hadza）与世隔绝的营地。哈扎人是一个以狩猎、采集为生的民族。和祖先一样，他们狩猎狒狒和角马，采食富含淀粉的块根，雨季时则从非洲蜜蜂的巢穴中采集蜂蜜。

两位研究人员遍访当地每一个帐篷，收集每个家庭成员的姓名、年龄等人口统计学基础数据。在接下来的15年间，他们又六次更新这些统计信息，记下了所有死亡人口的姓名和死因。另外，布勒顿-琼斯还从另外两名研究人员那里获得了一些更早期的哈扎人人口普查数据。

和原始人类和黑猩猩一样，哈扎人生活在一个充满病菌和寄生虫的自然环境中。他们没有自来水和下水道系统，在离帐篷20～40米外的一个区域排便，也不懂得医疗。但布勒顿-琼斯和玛西亚发现，哈扎人的寿命远比黑猩猩要长。

哈扎人出生时的预期寿命是32.7岁，如果他们能活到成年，则平均还能再活40年，比成年黑猩猩长三倍。一些哈扎人的长老甚至能活到80多岁。显然，他们较长的寿命，与医学和技术的进步几乎没有关系。

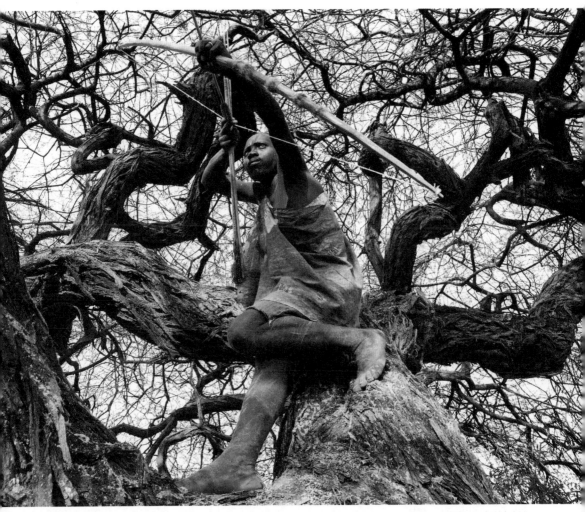

现代的狩猎采集民族——坦桑尼亚的哈扎人。他们和黑猩猩一样，居住在充满寄生虫和病菌的自然环境里，但他们活得远比黑猩猩要长。这可能是因为人类进化出了适应肉食的基因。

哈扎人并非个例。2007年，美国加利福尼亚大学圣巴巴拉分校的迈克尔·格尔温（Michael Gurven）和新墨西哥大学的希拉德·卡普兰（Hillard Kaplan），分析了全部五个现代狩猎采集部落的人口统计数据。数据显示，感染占全部死亡原因的72%，并且每个部落的死亡率曲线均呈"J"形——儿童时期死亡率达30%，青年时期死亡率低，40岁以后呈指数上升。接下来，格尔温和卡普兰将这些曲线与野生及圈养黑猩猩的数据进行比较：与狩猎采集部落的人类相比，成年黑猩猩至少早10年进入死亡率快速上升的时期。格尔温和卡普兰在论文中总结道："看来黑猩猩比人类衰老得快，并且更早死去，就算在受保护的圈养环境里也一样。"

人类的寿命到底是在什么时候开始延长的呢？

为了获得线索，美国中密歇根大学（Central Michigan University）的人类学家雷切尔·卡斯帕里（Rachel Caspari）和加利福尼亚大学河滨分校的李尚熙（音译，Sang-Hee Lee）研究了768具古人类遗骸。这些遗骸分属四个古人类群体，时间跨度达数百万年。通过检测牙齿磨损（由于咀嚼导致磨损的速度是恒定的，故可用于推定年龄），他们估算出了在每个古人类群体中，15岁左右的青年和30岁左右的中年（在那时，30岁时就足够成为祖父母了）的人数比例。

他们的研究表明，直到漫长的史前时代的后期，活过30岁才开始变得普遍。440万年前出现在非洲的南方古猿大多数都在30岁前就死去了。30岁左右与15岁左右的个体数量之比只有0.12。与此相对，4.4万到1万年前生活在欧洲的智人常常活到30岁以上，30岁左右与15岁左右个体数量的比值达到了2.08。

但是，计算早期智人种群的平均寿命相当困难：在人类历史上的大多数时期，诸如出生记录、死亡记录等人口统计数据基本不存在。芬奇和他的同事，美国南加利福尼亚大学的老年病学家艾琳·克里明斯（Eileen Crimmins）分析了1751年瑞典的统计数据。这组数据是他们获得的年代最早的完整数据。事实上，这组数据得出后数十年，现代医学和卫生系统才开始出现。

研究表明，18世纪中叶的瑞典人出生时的平均寿命约为35岁。但如果他们逃过细菌感染和天花等传染病的威胁，顺利地度过儿童时期并活到20岁，则有望再活40年。

这些发现令芬奇十分不解。这些18世纪的瑞典人定居在人口密集的大型村庄、城镇和城市中，面临的健康威胁比小群迁徙的黑猩猩面临的还要严重。为什么这些瑞典人反倒活得更久呢？答案似乎来自早期人类祖先富含肉类的食谱，以及一些基因的进化。这些基因可以保护他们免受肉食中各类致病物质的威胁。

长寿基因

除去睡觉，黑猩猩大部分时间都用于采集美味的无花果或者其他成熟的果实。为了寻找这些富含果糖的食物，它们需要穿过大片区域，很少在一个地方连续停留两天。它们擅长捕猎红疣猴等小型哺乳动物，但不会主动搜寻这些猎物。它们吃肉不多。在坦桑尼亚研究野生黑猩猩的灵长类动物学家计算出，肉类在黑猩猩全年的食谱中所占比例不到5%；而乌干达的一项研究显示，动物脂肪只占黑猩猩全年食物总干重的2.5%。

芬奇说，最早的人科物种的食谱很可能也是以植物为主。但在340万～250万年前的某一时期，我们的祖先开始将动物蛋白作为主要的食物之一。埃塞俄比亚的几处遗址显示，当时的人已经开始使用简单石器，屠宰羚羊等大型有蹄类动物。他们砸碎骨头取食富含脂肪的骨髓；将肉从骨头上剥离下来，并在腿骨和肋骨上留下切割的痕迹。大约180万年前，人类开始主动捕猎大型野兽，并将整具动物尸体带回营地。

富含热量和蛋白质的新食物，很可能促进了人类大脑的发育，但也增加了人类被食物中的病原体感染的机会。芬奇推测，这种风险促使我们的祖先产生了适应机制，以便能在病原体的侵袭下存活，并活得更长。

随着吃肉越来越多，我们的祖先接触到病菌的机会也越来越多。早期人类食用死亡动物的腐尸，并食用生肉和内脏，这增加了他们摄入传染性病菌的可能性。另外，当人们捕猎凶猛的大型动物时，很可能会撕裂肌肉和骨折，而这些损伤会引发致命的感染。

大约100万年前出现的熟食，也带来了危险——每天接触木头燃烧产生的烟雾，会让人吸入大量有毒物质和烟尘颗粒。另外，肉类经过烧烤，味道更好，也更容易消化，但同时也会产生被称为"晚期糖基化终产物"（advanced glycation end products）的化学物质。这类物质会导致糖尿病等严重疾病。

此后，大约1.15万年前，我们的祖先进入了农牧业时代，这导致了新的危险——每天接触养殖的牛、羊、猪、鸡等动物，增加了人类从动物那里感染细菌或病毒的风险。另外，当人类长久定居在村庄中后，人类和家畜产生的污水会污染当地水源，使得致病细菌大量繁殖。

就算是这样，面对如此多的健康风险，1751年的瑞典人仍然比黑猩猩活得长。

为了找到人类长寿的原因，芬奇开始研究关于人类和黑猩猩基因组的学术文献。此前发表的其他科学家的研究表明，人类和黑猩猩的基因组大约99%是相同的。但当时在西班牙费利佩王子研究中心（Prince Felipe Research Center）工作的进化生物学家埃尔南·多帕索（Hernán Dopazo）及其同事注意到，在人类独有的1%的基因中，有特别多的基因经历了正向选择（指物种受外界环境的影响，进行基因的自我调节和转变，淘汰不适应环境的基因，产生可有效适应环境的基因），并在宿主防御和免疫（特别是一个名为炎症反应的部分）中起到重要作用。正向选择使那些对人类生存和繁殖有利的基因在种群中越来越普遍，并在DNA序列中留下一个独特的"印记"。

多帕索的发现让芬奇的猜想有了新的依据。他想，也许是自然选择让人类拥有了一个更好的免疫系统，来抵抗微生物感染和肉食增加所带来的各种健康威胁，因而延长了我们的寿命。

在与试图侵入人体的细菌、病毒和其他微生物对抗的战争中，人类的宿主防御系统拥有两大"武器"：先天性免疫系统和适应性免疫系统。先天性免疫系统是第一道防线。它在人体受到攻击或者伤害后立刻反应，消灭病菌并修复受损组织，对于任何"入侵者"都采取基本相同的对策。而适应性免疫系统则相反，它启动比较慢，针对不同的病原体采取不同的应对方式。通过这种方法，它可以建立一种免疫记忆，为我们提供对抗某种"入侵者"的终生保护。

炎症反应是先天性免疫系统的一部分。当组织受到微生物或毒素侵袭，或者遭遇创伤时，就会出现炎症反应。芬奇指出，医生们早就注意到了炎症反应。大约2000年前，古罗马的奥卢斯·塞尔苏斯（Aulus Cornelius Celsus，百科全书《论医学》的编撰者）就在书中描述了炎症的四种重要标志：发热、发红、肿胀和疼痛。

芬奇解释说，发热来自我们细胞中的"能量工厂"线粒体，它们将能量以热量形式散发。这是一种消毒机制。他解释说："很多细菌在温度超过40℃时就无法生长和繁殖。"而受损细胞释放物质，促使血管把液体渗漏到周围组织中，形成肿胀，将受伤区域与周围的健康组织隔离开来。

芬奇开始检测那些与宿主防御相关的、人类特有的基因变化。他很快注意到了编码载脂蛋白E（APOE）的基因的变化。这个基因对脂质的运输和代谢、大脑的发育和免疫系统的运行都有重要作用。在人体中，它主要有三种变异（等位基因），其中APOE e4和APOE e3的基因最为常见。

APOE e4的DNA序列和黑猩猩的APOE很接近，这意味着，APOE e4很可能出现在200万年前人属刚刚进化出来之时，是最早影响人类寿命的一种载脂蛋白。与黑猩猩的载脂蛋白相比，APOE e4在几个重要的氨基酸位点上有所不同，大大提升了炎症反应的速度。APOE e4还可以促进白细胞介素 -6（导致体温升高）和肿瘤坏死因子 - α（引起发热，阻止病毒复制）等蛋白质的合成。因为拥有强大的防御系统，早期人类的儿童无意中吃到或碰到有害微生物时，会比黑猩猩更容易渡过难关。

"当人类从树上爬下来，迁徙到大草原，"芬奇注意到，"他们接触到病原体的概率大大增加。在草原上的一些地方，食草动物的粪便没过膝盖，而人类只能光着脚走路。"

另外，拥有APOE e4的早期人类，很可能还获得了另一个至关重要的好处——APOE e4能促进肠道对脂质的吸收和体内脂肪的有效囤积。当猎物稀少、狩猎困难时，拥有APOE e4的早期人类可以利用储存的脂肪，增加生存的机会。

就算在现在，拥有APOE e4的儿童也比没有这类蛋白质的儿童更有生存优势。一项针对巴西棚户区贫困家庭青少年的研究发现，与没有APOE e4的人相比，APOE e4携带者在大肠杆菌或贾第鞭毛虫导致的腹泻疾病中死亡的概率比较低。另外，APOE e4携带者在认知测试中得分也更高，这很可能是因为他们吸收胆固醇（大脑神经元发育所必需的物质）的能力更强。"我们认为这种蛋白质的出现能让人们更好地适应环境，"芬奇评论说。

长寿的代价

总的来说，APOE e4似乎是解开人类长寿之谜的一个重要环节。讽刺的是，这个令我们活得更长的基因变异，却在我们的晚年"背叛"了我们。当越来越多的人类祖先能存活到中老年之后，它的负面影响就显现了出来。在利马，芬奇和一个由心脏病学家、放射学家、生物学家和人类学家组成的国际团队，正在研究古代成人木乃伊的心血管组织，以寻找这些副作用的痕迹。

在这间位于利马的成像室里，芬奇站在技术人员的电脑前，注视着扫描的结果。这个早上漫长而又累人。有几具木乃伊被搬到成像室里，却由于太大放不进CT扫描仪。有些则在扫描过后，被发现除了骨架之外无法找到任何东西，让人怀疑这堆布里有没有包着足够多的、能够用于研究的人体组织。

但大家都不愿放弃。屏幕上显示的是刚从货车上搬下来的一具木乃伊的CT扫描结果，图像很清晰。美国长滩纪念医学中心（Long Beach Memorial Medical Center）的格列高利·托马斯（Gregory Thomas）和密苏里大学堪萨斯分校医学院的兰德尔·汤普森

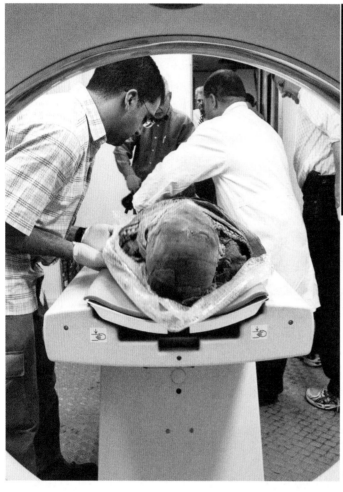

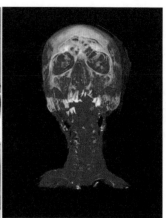

医学成像结果显示，生前曾为古埃及官员的哈提艾（Hatiay）的木乃伊中存在堵塞的动脉，这表明心血管疾病并非是一种现代病，而是人类为过度"警惕"的免疫系统付出的代价。

（Randall C. Thompson），这两名心脏病学家一起向前弯腰，注视着屏幕上那经过上千年风化脱水，变得奇形怪状的解剖学样本。技术人员不断移动画面位置，托马斯和汤普森逐渐找到了保存完好的软组织和蜿蜒的主动脉。大家都很明显地松了口气。

接下来，他们又马不停蹄地开始重点扫描这些动脉，并从屏幕上找到了白色厚实的小斑块，那是动脉粥样硬化（心肌梗死和中风的主要原因）后期的钙化斑。很明显，这具木乃伊的主人患有动脉钙化。

心脏病学家一直认为，动脉粥样硬化是一种源于现代文明的疾病。当代人的一些不良生活习惯，比如吸烟、缺乏运动、热量摄入过多以及体重增加等，都会增加动脉硬化的风险。另外，最近有几项研究指出，在逐渐富裕、生活方式越来越西化的发展中国家，动脉粥样硬化的发病率明显增加。然而在2010年，托马斯和同事决定，通过用CT扫描检查古代人类木乃伊的动脉，来验证"动脉粥样硬化是现代'富贵病'"这一观点。

在埃及，托马斯的研究团队检查了3500～2500年前的52具木乃伊。埃及国家研究中心的生物人类学家穆罕默德·索利曼（Muhammad Al-Tohamy Soliman）根据牙齿和骨架发育情况推断每个个体的死亡年龄。医学团队通过仔细观察扫描结果，每周在Skype上进行电话讨论，最终在约85%的木乃伊中找到了心血管组织。

令他们惊奇的是，这其中约有45%肯定或者极可能患有动脉粥样硬化——很明显，这群古人曾受到这一疾病的威胁。"我们也很震惊，有那么多年轻的古埃及人也患有动脉粥样硬化，"美国南方海岸放射医疗集团（South Coast Radiological Medical Group）的放射学家、研究团队成员詹姆斯·萨瑟兰（James Sutherland）说，"他们的平均死亡年龄大约是40岁。"

2011年春天，托马斯和同事的论文被《美国心脏病学会杂志》（*Journal of the American College of Cardiology*）刊登之后，芬奇立刻联系了他们，为动脉粥样硬化的高发病率提出了一个新的解释。芬奇注意到，古埃及人的生活环境中，充满了瘟疫和各种感染。

此前的研究表明，大量古埃及人暴露于各种传染病中，这包括疟疾、肺结核和血吸虫病（一种在污水中发现的微型寄生虫导致的疾病）。这些人中的APOE e4携带者由于免疫系统更强，更容易在儿童期战胜各种感染活下来。

但在接下来的数十年中，他们还会持续发生病菌导致的慢性重度炎症——研究人员认为，这将使他们患上致命的老年疾病，包括动脉粥样硬化和阿尔茨海默病。事实上，动脉粥样硬化的标志——动脉斑块沉积，似乎就是在炎症以及血管壁伤口的愈合过程中发生的。芬奇说："把阿尔茨海默病的'老年斑'，说成是和动脉上的斑块一样的一种疤痕，也许有一点牵强，但两者的成分确实很接近。"

托马斯和同事邀请芬奇加入他们的团队。托马斯和芬奇打算一起继续收集数据，对来自多个不同文明的古代木乃伊进行心血管组织检查。第一项研究中的古埃及人很可能来自富裕的上层阶级，因为他们有钱让自己死后变成木乃伊，而这样的人可能会较少锻炼，并且经常食用热量较高的食品。因此研究团队决定，将研究扩展到其他不同的文明。

他们分析了美国犹他州普韦布洛人（Puebloan）和阿拉斯加州阿留申人（Unangan）的木乃伊。此外，他们还分析了秘鲁海岸木乃伊的扫描结果。这些木乃伊中的一些个体生活在公元前1500年。

今年3月，研究团队把研究结果发表在《柳叶刀》（*Lancet*）上。在检查过的137具木乃伊中，约有34%肯定或者很可能患有动脉粥样硬化。重要的是，这些扫描结果表明，这一疾病在四个古代人群中都存在，包括以水产品作为主要食物的狩猎采集民族阿留申人。

这些研究结果，向动脉粥样硬化是一种现代疾病的说法提出了挑战，并给出了另一种解释——在现代文明之前，严重的慢性感染和炎症，就已经导致了动脉粥样硬化的炎症部分。

芬奇说，APOE e4虽然强化了我们的炎症反应，增加了我们活到性成熟时期的机会，但也让我们随后付出了昂贵的代价，那就是我们容易患上心肌梗死、中风、阿尔茨海默病以及其他老年慢性病。事实上，APOE e4很可能是"拮抗性多效基因"（antagonistic pleiotropy）的一个例子：这种基因在生命的早期能够带来益处，而在晚期却会产生负面影响。

"我觉得这些想法很有意思，"美国得克萨斯大学圣安东尼奥分校健康科学中心的生物学家兼老年病学家史蒂文·奥斯塔德（Steven Austad）说，"我们拥有的证据也支持这些想法。"

改良免疫系统

研究还发现了另一种与我们的寿命相关的基因变异。大约20万年前，也就是智人在非洲出现的时候，另一个重要的APOE变异出现了。这个等位基因被称为APOE e3，它对40～70岁的中老年人有益，能够减缓衰老过程。

今天，大约60%～90%的人都拥有这个基因。芬奇指出，和APOE e4携带者相比，APOE e3携带者的炎症反应没那么猛烈。另外，他们似乎更适应高蛋白、高脂肪的食谱。总的来说，APOE e3携带者的血液中，胆固醇含量较低，也更少患冠心病、认知衰退、阿尔茨海默病等老年疾病。事实上，携带APOE e3的个体和携带APOE e4的祖辈相比，预期寿命要长6年。芬奇表示："APOE e3可能是促进长寿进化的另一个因素。"

但是，编码APOE的基因并非是与人类寿命进化相关的唯一基因。加利福尼亚大学圣迭戈分校的医学教授阿吉特·瓦尔基（Ajit Varki）和他的同事们，正在研究其他几种能够提高我们的生存概率并延长寿命的基因变异。瓦尔基的研究重点是SIGLEC，一种在宿主防御中起关键作用的基因。这些基因能合成一类跨膜蛋白（即这类蛋白质的结构在细胞膜内外都有），能起到"哨兵"的作用。瓦尔基解释说，它们的作用在于"分清敌友"。这并不容易。为了欺骗这些"哨兵"，传染性病菌会进化出伪装技能，携带一些可让"哨兵"误认为病菌是"自己人"的蛋白质。

2012年，瓦尔基团队在《美国国家科学院院刊》上发表了一篇论文，分析了在这类基因中发现的两个重要变化。这两个变化发生在至少20万~10万年前，增强了我们战胜病菌的能力。其中一个变化使灵长类祖先的SIGLEC 17基因产生了属于人类的变异型——不过，这个变异没有实际功能；另一个变化则是将SIGLEC 13基因删除了。为了更好地理解这些变化，瓦尔基团队在实验室中重建了SIGLEC 13和SIGLEC 17编码的蛋白质。他们发现，这两种蛋白质都会被B族链球菌（B Streptococcus）和大肠杆菌K1（E. coli K1）利用，而这两种病菌能在婴儿中导致致命性感染。所以，当自然选择从人类基因组中剔除了这些易被"攻克"的基因后，人类婴儿的存活率上升了。

这些发现为"免疫系统的发展在人类寿命延长中起到重要作用"的假说提供了新的支持。"我们的免疫系统经历了很多变化。"瓦尔基说。当遗传学家和生物学家还在研究人类基因组中特有的部分时，很多科学家已经在寻找那些为人类长寿做出贡献的基因和遗传变化了。

新发现让一些科学家开始停下来认真思考。长久以来，公共卫生系统都警告人们，每天晚上躺在沙发上看电视和高热量饮食等生活方式，是动脉粥样硬化、心肌梗死和中风高发的主要原因。但是新的研究——特别是关于古代木乃伊的研究——表明，事实并非如此简单。人类的基因以及过度警惕的免疫系统，可能也是造成这些疾病的原因。"也就是说，人类对动脉粥样硬化这种疾病的控制能力，可能比预想的要差一些，"心脏病学家汤普森说，"我们需要调整一下思路，也许研究人员应该把重点放在那些尚且不为人知的致病因素上。"

这些新发现还引出了关于人类寿命的基本问题——人类是否能够或应该进化得越来

越长寿？一些科学家预测，在预期寿命本身就较高的国家（如美国、加拿大、英国和日本），2000年后出生的婴儿将活到100岁。但芬奇私下里表示怀疑。他说，目前人类的肥胖倾向以及气候变化导致的环境恶化，可能对人类寿命产生严重的负面影响，阻止人类长寿基因发生进化。

"我觉得应该对此抱谨慎的态度，"芬奇说，"我想，时间会证明一切。"

扩展阅读

Evolution of the Human Lifespan and Diseases of Aging: Roles of Infection, Inflammation, and Nutrition. Caleb E. Finch in *Proceedings of the National Academy of Sciences USA*, Vol. 107, Supplement No. 1, pages 1718–1724; January 26, 2010.
Atherosclerosis across 4000 Years of Human History: The Horus Study of Four Ancient Populations. Randall C. Thompson et al. in *Lancet*, Vol. 381, No. 9873, pages 1211–1222; April 2013.

老化细胞竟是癌症帮凶

长久以来，科学家一直认为细胞老化，停止分裂是机体对抗癌症的机制之一。但近年来，他们发现这些老化细胞有时会成为癌症的帮凶，同时也会导致衰老。（原载于《科学美国人》中文版《环球科学》2012年第9期。）

撰文 / 戴维·斯蒂普（David Stipp）

翻译 / 赵　瑾

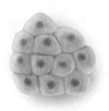

| 精彩速览 |

老化细胞是一种永久丧失分裂能力的细胞，曾一度被认为会影响组织修复，导致机体衰老。科学家认为，细胞进入老化状态，是为了避免受到损伤后过度增殖引发癌变。

此后一段时间，老化细胞在组织和机体衰老中所扮演的角色，逐渐被人们淡忘。

不过最近，这个观点又重新获得了支持。最新研究显示，这些细胞除了会影响组织修复，还会引发炎症，从而导致机体衰老。另外，老化细胞还会危及邻近细胞，引发癌症。小鼠实验的一些数据显示，减缓细胞老化有助于延缓机体衰老，并能推迟一些老年疾病（如糖尿病、动脉粥样硬化及阿尔茨海默病）的发生。

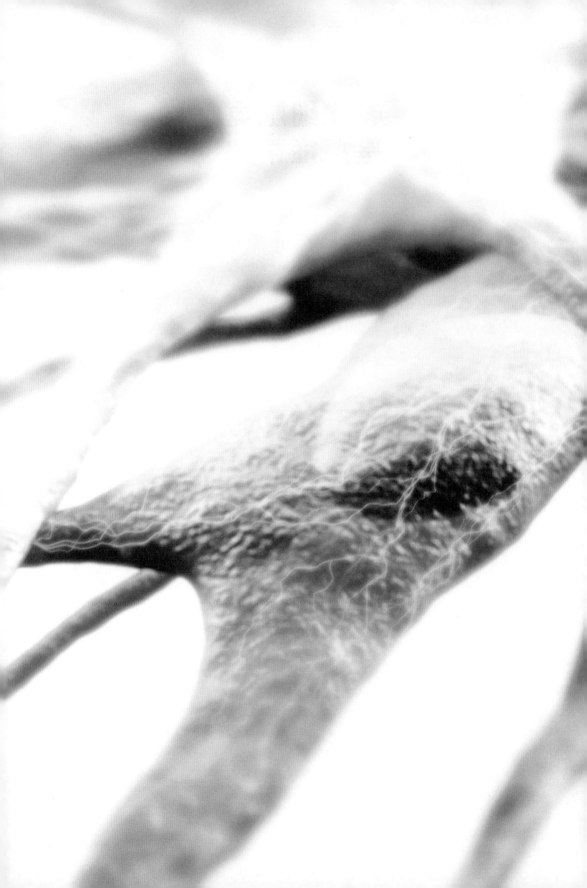

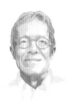

戴维·斯蒂普是美国波士顿的科学作家。自20世纪90年代以来，他一直密切关注老年医学（gerontology）的研究进展。他的书《长生不老药：走在抗衰老革命前沿的科学家》（*The Youth Pill: Scientists at the Brink of an Anti-Aging Revolution*）于2010年出版。

1999年，美国明尼苏达州罗彻斯特市梅奥诊所（Mayo Clinic）的简·范德尔森（Jan M. van Deursen）及其同事想弄清楚染色体损伤是否会导致癌症。于是，他们对小鼠进行基因改造，使之缺失一种有助于维持染色体完整性的蛋白质。意外的是，他们发现这些小鼠不易发生癌变，而是患上一系列奇怪的疾病，包括白内障、肌肉萎缩、皮下脂肪层快速变薄，以及渐进性脊椎侧凸（这种疾病使小鼠看起来像一群单峰骆驼）。这些小鼠患病后特别容易早亡。

对于发生在小鼠身上的异常现象，范德尔森感到十分不解。直到2002年，一篇关于小鼠快速衰老的报道引起了他的注意。在报道所配照片中，这些衰老的小鼠也出现了驼背。他突然意识到：他实验中的那些驼背小鼠也衰老得特别快。于是，梅奥诊所的研究团队对此进行了一系列深入研究，他们发现小鼠多个组织中的细胞，都过早地进入了一种被称为"细胞老化"（cellular senescence）的状态，从而失去分裂能力，发生了许多异常变化。细胞丧失分裂能力，可以解释范德尔森的研究团队在小鼠的骨骼、肌肉、眼睛和皮肤组织中观察到的异常病变。

接着，研究人员针对这些老化症状继续进行实验：他们再次对小鼠进行基因改造，清除刚形成的老化细胞，结果缓解了多种快速衰老的症状。去年11月，范德尔森发表了该研究的结果，立即将细胞衰老研究推到了老年医学的前沿，也让50多年前的一个极具争议的看法重获新生：细胞丧失分裂能力，会导致机体健康恶化。近年来，其他一些对细胞衰老的研究也引起人们的关注。虽然长期以来，细胞老化都被认为是机体抵抗癌症的一种防御机制，但现在，科学家发现老化细胞其实是个颇具"两面性"的角色——细胞老化会以某些方式抑制肿瘤生长，但同时，它们又可能通过其他方式促进肿瘤的生成。

新的研究显示，减缓细胞进入衰老状态，可能有助于推迟老年性癌症及其他疾病的发生。不过，梅奥诊所的科学家从小鼠体内去除老化细胞，必须通过一系列复杂的基因改造才能实现，所以这样的疗法在短期内还无法用于人体。但这并不意味着我们毫无收获，目前已有一些较简单的治疗方法有望用于人体。

疲惫的老细胞

老化细胞的研究史可谓一波三折，大起大落。最初，生物学家认为老化细胞仅仅是一些失去了增殖能力的细胞。直到1961年，科学家发现，人类细胞经历大约50个复制周期后，细胞内的某种"分子计数器"会诱发细胞进入衰老状态。伦纳德·海弗利克（Leonard Hayflick）就是这个现象的发现者之一。他推测，细胞复制的"海弗利克极限"是导致整个机体衰老的机制，因为细胞不再分裂会阻碍损伤组织中的细胞更新。他还提出，细胞经历一定数量的复制周期后，必定会失去分裂能力，这个限制有助于防止细胞受损后失去控制，恶性增殖，进而引发癌变。由细胞老化所导致的机体衰老，是人体为了预防癌症而付出的代价。

一项始于20世纪70年代的研究，发现了细胞中决定"海弗利克极限"的分子钟。这使老化细胞导致机体衰老的说法越来越为人们接受。分子钟理论认为，细胞每分裂一次，染色体上的端粒（染色体末端的一段DNA）就会缩短一点。当端粒缩短到一定长度时，细胞就会停止分裂。根据这一理论，只要我们活得足够长，细胞就注定会老化。

然而，接下来的研究又对上述理论提出了质疑。20世纪90年代末，多个实验室发现，人体皮肤细胞的增殖能力并不随个体年龄的增加而显著衰减，这说明在人的有生之年，超过"海弗利克极限"的老化细胞，并非一定会显著影响组织修复。还有一些研究者证实，小鼠的端粒非常长，因而在它们的生命周期中，所有细胞都不会丧失增殖能力。于是2001年，两位老年病学家——哈丽特·格申（Harriet Gershon）和戴维·格申（David Gershon），在他们的综述论文中毫不客气地宣称，关于老化的端粒理论已经"过时"。

新视角

细胞的堕落之路

　　老化细胞——永久性失去分裂能力的细胞——一度被当成一个安定而又颇具两面性的群体（左栏）。它们既是对抗癌症的防线（因为它们不能无限增殖），也是导致机体衰老的原因（因为细胞分裂是组织修复的必要条件）。虽然这种细胞在机体衰老过程中所起的作用曾一度遭到质疑，但今天，科学家们已经认可了老化细胞所扮演的这两个角色。除此之外，研究人员还发现，老化细胞有时会分泌促进肿瘤生长的物质，并使邻近组织发生炎症（右栏）。

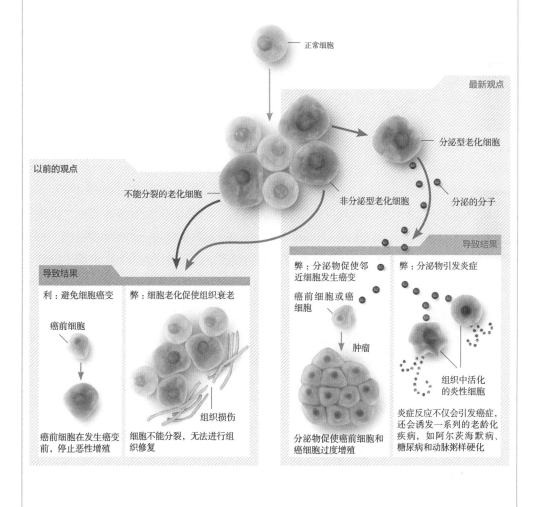

正常细胞

最新观点

分泌型老化细胞

以前的观点

不能分裂的老化细胞

非分泌型老化细胞

分泌的分子

导致结果

导致结果

利：避免细胞癌变

弊：细胞老化促使组织衰老

癌前细胞

组织损伤

癌前细胞在发生癌变前，停止恶性增殖

细胞不能分裂，无法进行组织修复

弊：分泌物促使邻近细胞发生癌变

癌前细胞或癌细胞

肿瘤

分泌物促使癌前细胞和癌细胞过度增殖

弊：分泌物引发炎症

组织中活化的炎性细胞

炎症反应不仅会引发癌症，还会诱发一系列的老龄化疾病，如阿尔茨海默病、糖尿病和动脉粥样硬化就在老化细胞导致衰老这个理论逐渐被遗弃的同时，细胞老化的另外一项功能——抵御癌症，却开始得到证实。20世纪90年代，人们已经知道，像基因突变这种特定细胞损伤，能够诱发细胞不受控制地增殖以及产生其他的一些癌症表征。此外，人们还发现，或许是为了防止受损细胞发生癌变，各种形式的细胞损伤都会诱发细胞老化。例如，如果让细胞接触可致DNA损伤的氧化物，就能诱发细胞产生标志性的增殖抑制。后来任职于西班牙国家癌症研究中心的曼努埃尔·塞拉诺（Manuel Serrano）在1997年领导研究团队发现，细胞中催促分裂的信号如果持续出现，就会导致细胞进入衰老状态。而众所周知，致癌基因（促进肿瘤不受抑制生长的突变基因）就会发出这种信号。

多项研究显示，细胞的抗癌机制会不停地在细胞内搜索可能导致生长失控的损伤信号。一旦这种信号持续出现并超过某个临界值，这个机制就会通过诱发细胞老化，使细胞分裂永久性停滞，以便细胞进行自我修复。如果修复完成，该细胞就会进入一种"半退休"状态。

促癌因子

接下来的一个发现更让人吃惊：在某些情况下，老化细胞可能会引发癌症。美国巴克衰老研究所的朱迪思·坎皮西（Judith Campisi）就是发现者之一。她当时提出了一个假说，质疑老化细胞只是一群静静等死的细胞的观点。该假说认为，老化细胞不仅会促进肿瘤生长，也会导致其他各种损伤。

首个揭示老化细胞负面作用的证据，出现在20世纪90年代末。当时的研究数据显示，老化细胞能够破坏邻近细胞与组织，形成一个"微环境"，并将这个"微环境"变成促进肿瘤生长的区域。2001年，坎皮西的实验室进行了一项突破性研究，进一步证实了这一假说。该实验显示，在培养皿中，老化细胞能够刺激邻近的癌前细胞，这些癌前细胞被注入小鼠体内后，就会形成恶性肿瘤。造成这种"恶邻效应"的似乎是老化细胞分泌的多种有害分子，其中就包括促进细胞增殖的分子，以及那些破坏细胞外周支撑蛋白的分子（科学家认为，肿瘤细胞就是依赖同样的酶分子，侵蚀周围的组织结构，从而扩散到身体各处的）。2008年，坎皮西发表了一篇研究论文，进一步支持上述看法。在论文中，她为了强调老化细胞就像那些嘴里流着毒液的僵尸一样，在人体内分泌有害分子，还专门将它取名为"衰老相关分泌表型"（senescence-associated secretory phenotype，SASP）。

科学家感到很困惑，为什么这些长期以来被认为具有防癌作用的老化细胞，竟然会是致癌元凶。坎皮西借用其他领域的研究——伤口愈合机制，来解释老化细胞是如何充当这一角色的。

一些研究发现，癌症和伤口愈合的机制在某些方面竟然具有相似性。例如，肿瘤与愈合中的伤口都富含纤维状蛋白。这些蛋白质是从血管中渗出的凝血蛋白的前体，它们会聚合形成一种基质，帮助组织恢复重建。基于这个相似性，哈佛大学医学院的病理学家哈罗德·德沃夏克（Harold Dvorak）在1986年就推测，肿瘤利用并模仿身体的伤口愈合反应，来辅助其异常生长。由于癌细胞热衷于这种狡猾的鬼把戏，德沃夏克断定，我们身体中的肿瘤就像"一系列不断开始愈合的伤口，但它们永远不会完全愈合"。

另一些研究则证实，老化细胞也参与伤口的愈合过程。当组织受到损伤时，周围的一些细胞会随之发生老化，并且进入炎症状态，促使伤口愈合。老化细胞会在这个阶段分泌一种化学信号分子——细胞因子（cytokine）。细胞因子能够吸引并激活免疫细胞，抵抗感染以及清除伤口周围的死细胞和残屑。随后，健康细胞开始增殖，替代损失的细胞，并进入重塑阶段。在重塑阶段，老化细胞会分泌降解酶，破坏伤口周围最初起支架作用的纤维蛋白，抑制疤痕组织的形成。

基于上述线索，坎皮西提出，细胞老化不仅可用来抑制受损细胞过度增殖，还是伤口修复系统的组成部分。但不幸的是，前面提到的"衰老相关分泌表型"使之成为了肿瘤的完美帮凶，因为肿瘤细胞往往会利用伤口愈合机制来促进自身的生长。此外，老化细胞引发炎症反应的能力，也能将整个机体变成恶性环境——研究证实，体内长期的轻度炎症不仅会加速癌症恶化，还会加重动脉粥样硬化、阿尔茨海默病、Ⅱ型糖尿病以及其他多种老化疾病。

老化因子

实际上，当研究人员意识到，老化细胞会以某些方式帮助肿瘤生长时，他们也开始寻找新证据，弄清楚老化细胞在机体衰老过程中的作用。他们发现，老化细胞不仅频频出现在啮齿类动物及人体的病变组织中，也普遍存在于衰老机体中。例如在2006年，研究人员就证实，在老年小鼠体内，随着持续产生各种免疫细胞的干细胞"年龄"越来越大，小鼠免疫功能也会随之下降。

科学家的这些发现，在一定程度上归功于一系列细胞衰老特征的发现。根据这些特征，科学家就能判断哪些细胞正在老化。其中最有用的一个老化标记是一种由p16^{INK4a}基因（简称p16）编码的蛋白质。在老化细胞中，这种蛋白质的水平会升高。p16是英国伦敦大学玛丽皇后学院的戴维·比奇（David Beach）在1993年发现的。后来，科学家发现，当细胞受到损伤时，p16能迫使细胞停止分裂。

美国北卡罗来纳大学查珀尔希尔分校医学院的诺曼·夏普莱斯（Norman E. Sharpless）及其同事进行了多项研究，以确定p16蛋白水平与老化的关联性。他们证实，在啮齿类动物及人体细胞中，p16蛋白水平会随着年龄的增加而升高；而这种由老化诱发的p16蛋白水平升高，又会导致细胞增殖及损伤组织修复能力的减弱。2004年，该研究团队宣布，p16蛋白水平几乎在所有老年啮齿类动物的组织中都有显著升高，而热量限制（calorie restriction）则可延缓这种蛋白的增加。

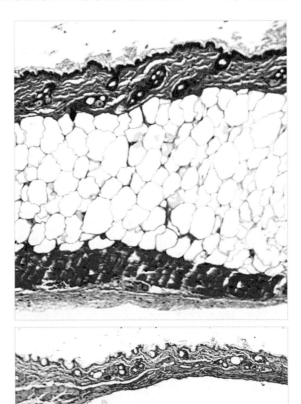

热量限制又称卡路里限制，是始于20世纪30年代的一种严苛的饮食节制，被认为能够延长各种动物的寿命，促进健康的老化过程（即不会发生各种老年疾病）。2009年，夏普莱斯的实验室又发现，在人类免疫系统的T细胞中，p16蛋白的水平会随着年龄的增加大幅升高。令人好奇的是，在吸烟者和不太运动的人的体内，T细胞中p16蛋白的水平也比普通人高。这意味着，这两种生活方式可能会加速细胞老化。有趣的是，夏普莱斯高兴地告诉我，他的实验室研制出简单易用的p16蛋白测试法后，他发现

老化细胞导致机体老化的证据：可清除体内老化细胞的小鼠，皮下脂肪层很厚（上图）；未施用药物的小鼠，皮下脂肪层流失很快（下图）。

自己体内的p16蛋白水平是其研究生们的两倍，虽然他看起来比实际年龄（45岁）要年轻。

除了将p16蛋白和细胞老化与衰老特征联系起来，夏普莱斯和他的同事们还公布了一系列研究发现，来支持细胞老化导致组织器官老化的理论。2006年，他们发现，在p16基因失活的老年小鼠体内，由于形成老化细胞的趋势降低，胰腺细胞在受到毒素侵害后，再生能力与年轻小鼠不相上下；同样，这些小鼠大脑中某些部位的神经细胞再生能力，也优于其他同龄的小鼠；血液干细胞（生成免疫细胞和红细胞的干细胞）的再生能力随着年龄衰减的趋势，也得到了遏制。

过去五年中，大量研究都显示，影响人体内p16蛋白含量（以及体内细胞随着机体年龄增大而老化的速度）的基因差异，会影响个体罹患许多老年疾病（例如动脉粥样硬化以及阿尔茨海默病）的概率。夏普莱斯解释道，这些"超级有趣"的发现不仅激起了医学研究者对p16蛋白的兴趣，还让他们清楚地意识到，细胞老化的确是导致很多老年疾病的元凶。

不过，梅奥诊所提供了最直接的证据，证明对细胞老化进行干涉，或许有利于人体健康。在这项研究中，范德尔森的研究小组把p16蛋白作为老化细胞的"身份标签"。首先，他们对小鼠进行基因改造，使其染色体产生缺陷，导致小鼠多个组织过早出现细胞老化；同时，小鼠细胞中还插入了一种"监视"基因——如果这些细胞中编码p16蛋白的基因开始表达，那么这些细胞就容易被一种药物杀死，而p16基因没有表达的细胞则不受影响。研究人员在小鼠生命周期内一直使用这种药物，及时清除老化细胞，延缓了皮下脂肪的流失、肌肉组织的损失、白内障的出现及其他老年疾病的发生。而在那些未接受药物治疗的小鼠中，这些老化现象则会提早出现。而即便较迟才开始对这种小鼠施药，也能够减缓脂肪和肌肉的损失。

虽然，梅奥诊所的研究发现很令人激动，但这些研究本身并没有显示，在正常的衰老过程中，去除人体内的老化细胞对人体有益或是能延年益寿。比如，坎皮西就警告，这项研究并没有证明老化细胞就是正常衰老过程的幕后推手，而该研究中所使用的实验小鼠都是经过改造，患了早衰症，而且并非所有的早衰症状都涉及细胞老化。实际上，清除老化细胞并不会对造成小鼠死亡的主要原因（心血管功能失常提早出现）有所改善，而且这些小鼠的寿命也没有显著地延长。

下一步走向

假设科学家在某个时候发现，减缓人体内的细胞老化，能够延缓衰老或者至少推迟皱纹和一些更严重的老年疾病的出现，那怎样才能安全地干预人体的衰老过程呢？

如果要在人体中重现梅奥诊所的研究，那就必须在胎儿出生之前，对他们的基因组进行改造，因此这个实验是不可能在人体中进行的。如果简单地利用药物来抑制p16基因的表达，则可能适得其反，增加体内细胞过度增殖以及癌症发生的风险。可喜的是，我们或许可以采用一些简单得惊人的方法来延缓衰老。

吸烟者和不爱活动的人，通常p16蛋白水平较高，这说明不吸烟以及经常运动有助于预防分子损伤和细胞老化。减肥也可能有同样作用。实际上，范德尔森及其同事詹姆斯·柯克兰（James Kirkland）就提出了一种理论：肥胖动物和人体内的前脂肪细胞（preadipocyte，脂肪细胞的前体）可能会引起衰老加速，因为这些细胞会大量地老化，从而引起全身的慢性轻度炎症。这与坎皮西的理论不谋而合。

初步证据显示，一种叫雷帕霉素（rapamycin）的药物能够抑制细胞老化，并且不会引发癌症。有趣的是，给小鼠长期喂食雷帕霉素，还能延长其寿命。最近，坎皮西的实验室也证实，某些消炎药物能够抑制老化细胞的"衰老相关分泌表型"。然而，夏普莱斯认为，目前抵抗细胞老化最明智的做法还是不吸烟、均衡饮食以及锻炼。

没有人知道抑制细胞老化能否延缓人体的正常衰老。然而，在组织器官层次，老化细胞的确是衰老的重要成因。这一理论正在不断地成熟完善。相信在不久的将来，科学家会为我们带来促进健康老化的新方法。

扩展阅读

Four Faces of Cellular Senescence. Francis Rodier and Judith Campisi in *Journal of Cell Biology*, Vol. 192, No. 4, pages 547–556; February 21, 2011. www.ncbi.nlm.nih.gov/pubmed/21321098

Clearance of p16[INK4a]**-Positive Senescent Cells Delays Ageing- Associated Disorders.** Darren J. Baker et al. in *Nature*, Vol. 479, pages 232–236; November 10, 2011.

治愈癌症
将成现实

现在，我们已经能将标准的抗癌疗法与增强自身防御功能的免疫疗法联合起来，长期抑制甚至治愈癌症的梦想，已开始变为现实。（原载于《科学美国人》中文版《环球科学》2014年第6期。）

撰文 / 杰德·沃夏克（Jedd D. Wolchok）

翻译 / 戴晓橙

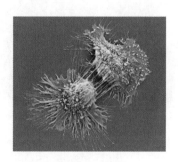

精彩速览

传统的抗癌疗法直接攻击肿瘤，而免疫疗法则试图加强人体自身的防御系统，以此对抗恶性肿瘤的生长。

目前，绝大多数的免疫疗法的抗癌原理，都和司机踩油门以加快车速的行为类似——这里的"汽车"，就是我们的免疫系统。

一种新型的免疫抗癌疗法，试图"松开"那些遏制剧烈免疫反应的"刹车"。

临床试验结果显示，这种阻断"免疫刹车"的疗法，对多种癌症（如转移性黑色素瘤和晚期肾癌、肺癌）有相当明显和持续的疗效。

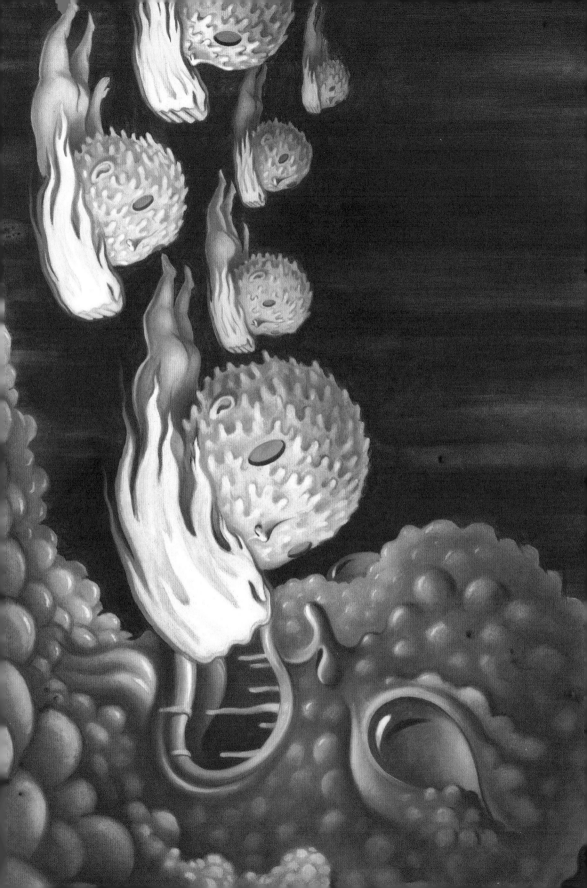

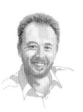

杰德·沃夏克是纪念斯隆-凯特林癌症中心（Memorial Sloan Kettering Cancer Center）黑色素瘤和免疫疗法部主任。他是百时美施贵宝（BMS）、默克（Merck）、医学免疫公司（Med Immune）和EMD雪兰诺（EMD Serono）等多家制药企业的顾问，但与本文提到的药物研发成果并无经济利益关系。

2004年6月，一位刚从大学毕业的姑娘到我这里做检查。她那年22岁，刚刚订婚。在毕业前的几个月里，雪莉（化名）一直被咳嗽弄得不得安宁。CT检查发现，她的双肺有多处阴影，而进一步的活组织检查显示，这是一种来自皮肤的恶性肿瘤——转移到肺部的黑色素瘤。雪莉从不知道自己患有黑色素瘤，她马上开始化疗，并匆忙推迟了婚期。

接下来的两年里，雪莉接受了两轮化疗和脑部放疗。但不幸的是，治疗只减缓了肿瘤的恶化速度，却没能阻止肿瘤的转移。就在快要无计可施时，我告诉她，医院正在开展一种新药的临床试验。这种药物或许可以增强患者自身的免疫系统，使患者的身体有能力自己对抗癌症。

这是一项随机试验，也就是说，并非每位受试者都能得到这种名叫"MDX-010"的新药，但雪莉还是答应参与试验。经过四个疗程的治疗后，雪莉拍摄了一组新的CT。结果显示，她体内所有的黑色素瘤都消失了。从那以后，雪莉一直保持着无瘤状态。现在她已为人母，有了两个漂亮、健康的孩子。用她自己的话说，她"又找回了自己的人生"。

在我这样一个肿瘤专家看来，雪莉的痊愈使人们多年的愿望成为了现实——科学家的确可以通过改造人体自身的免疫系统，创造出强大的抗癌疗法。过去一年中，采用与雪莉类似的疗法，或是其他治疗晚期白血病、肾脏与肺部癌症的免疫疗法的患者，纷纷传来捷报，医学界因此备受鼓舞。尽管免疫疗法并非万能灵药，但对于晚期

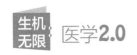

肿瘤的治疗而言，这一最新成果无疑是人们在过去几十年间取得的最大进步。

免疫系统的多重防御

免疫系统可以遏制肿瘤，这并非新闻。早在100多年前，纽约癌症医院（New York Cancer Hospital，纪念斯隆－凯特琳癌症中心的前身）的外科医生威廉·科利（William Coley）就曾试图用高温杀死的细菌刺激免疫系统，从而对抗恶性肿瘤。科利发现，一些在癌症手术后发生感染的患者存活的时间似乎更长。他由此猜想，病原体在机体内激起的免疫反应可能也会对肿瘤造成影响。

在接下来的几十年里，基础研究领域的科学家对免疫系统进行了深入的研究，揭示了人体防御系统的细胞组成、其中的化学介质，以及精确控制该系统的分子开关。在研究的过程中，科学家逐渐了解了免疫系统是如何动员起来，进而发现可能引起严重感染的病原体（例如细菌和病毒）的。与之同样重要的是，研究人员亦深入理解了免疫系统的制衡机制。正是因为这些机制的存在，免疫反应才不至于失控，使过多的正常组织受到损伤。总而言之，科学家已经获得了足够的细节信息，知道了免疫系统如何应对肿瘤，而肿瘤又如何影响免疫系统。

机体的第一层防御机制，包括了对抗细菌与病毒的非特异性免疫反应。这一过程由血液中的白细胞（如嗜中性粒细胞和单核细胞）负责协调。这些细胞隶属于先天性免疫系统，专门识别细菌或病毒中常见的分子结构——例如部分表面结构，或是有别于高等生物的DNA和RNA分子。尽管这些白细胞并不能特异性地识别并攻击某些蛋白结构，却能抵挡许多微生物的入侵，将它们分解成小分子片段——即所谓的抗原。在这之后，免疫系统的其他成员便会将抗原视为异物，予以消灭。

负责机体第二层防线的细胞，构成了我们的适应性免疫系统。它们的工作始于对抗原的识别，继而发动更为精准的免疫攻击。如果攻击有效，机体就会产生对该种病原体的"记忆"，一旦再次遇到相同的入侵病原体，便能更轻易地将它们击溃。T细胞和B细胞是适应性免疫应答的核心角色。T细胞有多种类型，但它们都发源于胸腺——一个位于胸部正中、心脏上方的组织。B细胞则来自骨髓，能够制造抗体。抗体分子与T细胞上一些特定的分子能够附着在特定的抗原上，免疫系统因此可以锁定目标，消灭细菌和表面带有抗原的受感染细胞。

基本策略

免疫系统与癌症的博弈

基础研究领域的成果，揭示了免疫系统是如何进攻肿瘤的——尽管不是所有时候都有用（如下图灰色箭头所示）。据此，研究人员开发出了两种新的方法（用蓝色标记），以加强人体自身的肿瘤防御机制。

干预手段：
预防免疫细胞"自杀"
阻断 T 细胞表面的 PD-1 蛋白，防止肿瘤细胞启动 T 细胞的自我毁灭程序。

PD-1

[阻断抗体]

PD-1

启动 T 细胞的自杀程序

3 通常情况下，活化的 T 细胞会"集中火力"消灭肿瘤细胞。但是，如果肿瘤产生一种能与免疫细胞表面的 PD-1 分子结合的蛋白质，T 细胞就会将"枪头"调转，瞄准自己。

免疫细胞成熟

为什么要加强免疫反应?
一般来说，我们希望免疫系统能够消灭肿瘤，然而，机体对免疫系统的制衡机制，会妨碍其攻击肿瘤的能力。此外，有些肿瘤还会主动干扰人类的免疫反应。我们在此演示了免疫系统识别出肿瘤 **1** 后，进行自我抑制 **2**，以及肿瘤细胞欺骗免疫细胞 **3**，从而逃过攻击的过程。

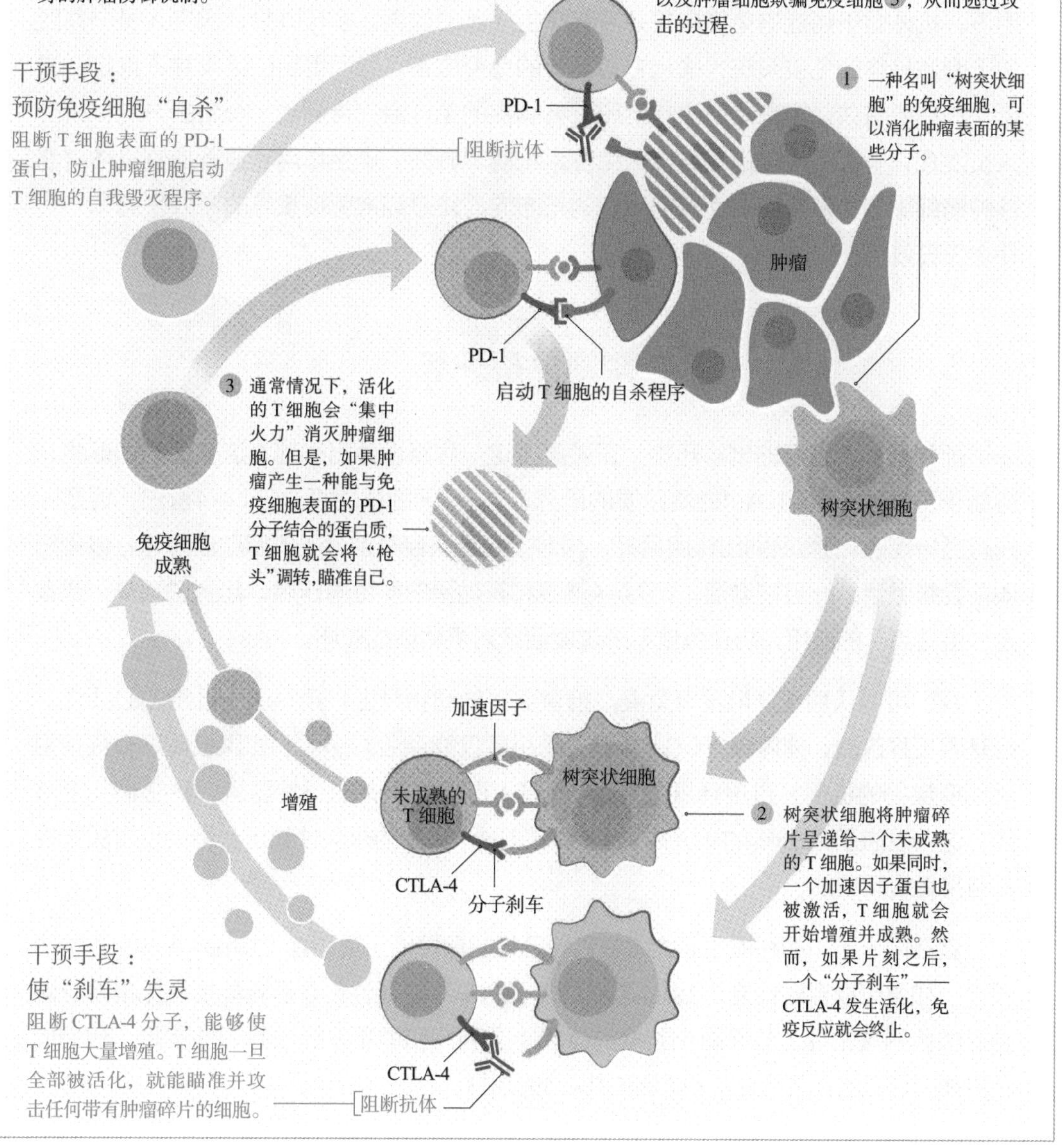

1 一种名叫"树突状细胞"的免疫细胞，可以消化肿瘤表面的某些分子。

肿瘤

树突状细胞

加速因子

树突状细胞

未成熟的 T 细胞

增殖

CTLA-4

分子刹车

2 树突状细胞将肿瘤碎片呈递给一个未成熟的 T 细胞。如果同时，一个加速因子蛋白也被激活，T 细胞就会开始增殖并成熟。然而，如果片刻之后，一个"分子刹车"——CTLA-4 发生活化，免疫反应就会终止。

干预手段：
使"刹车"失灵
阻断 CTLA-4 分子，能够使 T 细胞大量增殖。T 细胞一旦全部被活化，就能瞄准并攻击任何带有肿瘤碎片的细胞。

CTLA-4

[阻断抗体]

119

当机体识别并消灭有害病原体时，先天性免疫和适应性免疫若能通力合作，免疫系统便能达到最佳状态。此外，有一类T细胞还能长时间保留分子记忆，以便在相同的威胁再次出现时，更快地发起免疫应答。

当然，癌症并不同于感染，癌细胞是发生了遗传变异等病理变化的自体细胞。尽管如此，免疫系统还是能够识别出恶性肿瘤细胞。这是因为，后者会表达异常的分子片段，对T细胞或者B细胞来说，这些分子片段相当于异物。然而，在多种因素的作用下，机体对于癌症的免疫应答并没有产生显著的效果。多年以来，研究人员一直致力于刺激机体的免疫系统，强化它对癌症的免疫应答，然而得到的结果并不稳定。最近，一些更有效、更稳定的治疗手段，将癌症的免疫治疗带到了一个新的方向。研究人员发现，有些时候，癌症可以对免疫系统的"开关"产生作用，显著抑制机体对恶性肿瘤细胞的免疫应答。而我们所说的新方向，正是瞄准免疫系统的"分子刹车"，使之失去效用。

阻断免疫关卡

那种拯救了雪莉的试验药物，正是遵循这一思路设计出来的。这种药物的诞生，得益于对一种名叫CTLA-4的蛋白质的研究。许多T细胞都能表达CTLA-4蛋白，但是，只有当特定的T细胞识别出作用目标，同时接收到来自其他分子的启动信号时，该蛋白质才会被激活。一旦被激活，CTLA-4就会和其他蛋白质协同作用，起到"刹车"或者是"检查点"的作用，防止免疫系统过度活跃对机体造成破坏。

我们可以从那些体内没有免疫"检查点"的动物身上，窥见这一机制的必要性。经基因工程改造、体内缺乏CTLA-4蛋白的小鼠仅能存活3～4周。如果机体没有任何阻止免疫应答的机制，过度活跃的T细胞就将入侵机体所有的正常器官，将它们完全破坏。这一发表于1995年的研究成果表明，CTLA-4蛋白的永久性缺乏，将会引发灾难性的自身免疫反应。

就在同一年，加利福尼亚大学伯克利分校的詹姆斯·艾利森（James Allison）提出假设：如果可以暂时抑制CTLA-4这一"分子刹车"的活性，是否就能提高免疫系统对肿瘤细胞的攻击性，从而缩小肿瘤的体积？艾利森和同事设计了验证性实验，他们向小鼠体内注入合成的抗体，以阻断CTLA-4的活性。

结果显示，抑制CTLA-4，确实可以使多种肿瘤缩小——包括移植到实验动物上的结肠癌和肉瘤。另外一些实验显示，给实验小鼠注射抑制CTLA-4的抗体以及一种试验性疫苗后，小鼠身上的黑色素瘤显著缩小了。（该疫苗是由经过修饰的黑色素瘤细胞制造的，作用是激起机体对该种肿瘤的特异性免疫反应。）

研究人员的下一步任务，是将这种名为"免疫检查点阻断"的技术，从实验室转移到对人体的治疗上来。艾利森在生物技术公司Medarex找到了志同道合的伙伴，该公司已研制出人类的CTLA-4阻断抗体——最开始名叫"MDX-010"，也就是我们现在熟知的伊匹单抗（Ipilimumab），并招募那些对其他疗法完全无反应的晚期癌症患者，开展临床试验。

无论是在首批试验，还是一系列后续试验中，我们都能看到一些患者的肿瘤体积明显缩小了。而在此之前，科学家对免疫疗法进行的早期评估，往往会得到令人困惑的结果。在对这些"异常"现象进行追踪调查后，研究人员发现，一旦涉及免疫治疗，评估肿瘤疗法是否有效的常规手段，都有可能产生误导作用。

疗效的评价

对于标准的抗癌疗法，肿瘤学家往往很快就能判断某种疗法对患者是否有效。我们可以使用各种成像手段，如CT、PET（positron-emission tomography，即正电子发射断层扫描技术）或MRI（magnetic resonance imaging，磁共振成像），来比较刚开始治疗时和治疗六周后肿瘤的大小变化。如果恶性肿瘤明显缩小，我们就可以选择继续治疗（因为我们知道这是有效的）；如若不然，我们便可以考虑采用其他疗法，或者干脆停止治疗。但对于免疫疗法，事情就不那么简单了。首先，我们需要足够的时间等待免疫系统激活，所以一般要等到治疗12周以后，我们才会去测量肿瘤大小的变化。而就算再加上六周的观察与治疗时间，CTLA-4阻断试验的结果依然不甚明朗。扫描结果显示，一些患者的肿瘤明显缩小了，而另一些患者的肿瘤却增大了——甚至还出现了新的肿瘤。然而，那些体内肿瘤增大了的患者，身体的感觉往往更好。

经过免疫治疗后，患者体内的肿瘤为何会增大？现在我们有两种可能的解释：一是治疗没有效果；还有一种可能是，大量的T细胞和其他免疫细胞进入恶化组织，导致肿瘤变大了。换句话说，肿瘤的增大可能恰恰意味着治疗起了作用，只需再假以时日，肿瘤就会缩小。免疫疗法的疗效很难通过测量肿瘤体积来判断，因此，研究人员采用了一个既简单又重要的标准来评判伊匹单抗的疗效，将它作为最有说服力的分析终结点，这一指标就是"整体存活期"（overall survival，即患者的生存时间）。

最新的临床试验结果显示，在接受伊匹单抗治疗后，20%以上的转移性黑色素瘤患者的病情在较长时间内得到了控制，治疗后的存活时间达到了三年以上。这一结果已相当令人瞩目，因为在伊匹单抗这样的现代药物出现之前，转移性黑色素瘤患者的中位预期寿命（median life expectancy）仅为七八个月。事实上，一些较早参与试验的受试者——比如雪莉，在经过治疗后，已经生存了五年以上。

与此同时，我们对免疫疗法的研究已经推进到了第二个关键的"分子刹车"——PD-1上。这是一种存在于许多T细胞表面的分子。当PD-1与某些特定分子结合后，能迫使免疫细胞"自杀"（和与其密切相关的CTLA-4蛋白一样，PD-1也是一种行使正常生理功能的蛋白质），从而终止正在进行的免疫反应。然而，一些肿瘤细胞进化出了一种防御机制，它们的表面带有能与PD-1蛋白结合的分子，从而诱导T细胞过早地进入自我破坏程序。如此一来，T细胞在攻击肿瘤细胞时，反而会接收到"自杀"的信号。肿瘤细胞已经练就了许多逃避免疫系统的方法，而这只是其中之一。

百时美施贵宝、EMD雪兰诺、默克公司、医学免疫公司和基因泰克公司（Genentech）等都各自研发了相关抗体，抑制肿瘤对PD-1的欺骗性诱导作用，从而"解救"与之对抗的T细胞。最近的临床试验结果显示，这些药物在30%以上的黑色素瘤患者中都起到了长期性的缓解作用，在有些患者中，这种缓解作用甚至能持续好几年。我在纪念斯隆-凯特琳癌症中心的几位同事，已经和其他机构的合作者一道，试验了PD-1阻断剂对一类肺癌患者的疗效。20%以上的受试者体内的肿瘤都得到了持续性的抑制。

我们在2012年6月报道了上述肺癌治疗的临床试验结果。事实证明，这成为了免疫疗法的转折点。那些曾对免疫疗法心存疑虑的医生们，再也不能将它当成一种"小众"的疗法——之前的那些试验，只能证明免疫疗法对几种特定的肿瘤有效（例如黑色素瘤和肾癌）。而今，免疫疗法在肿瘤治疗领域有了更广阔的前景。未来，免疫疗法很有可能和化疗、放疗一样，成为许多肿瘤的常规治疗手段。

与绝大多数的肿瘤疗法一样，免疫疗法也会引起一些副作用。以使用抗CTLA-4药物的患者为例，很多患者会因免疫细胞释放的大量刺激性化学物质，产生皮肤和小肠的炎症反应，从而表现出红疹、肠绞痛和腹泻的症状。患者往往需要服用抑制免疫反应的类固醇药物（如泼尼松）来控制这些副作用。使用PD-1阻断药物的患者，也可能发生这类副反应——尤其是肾癌、肺癌和肝癌患者。但这些副反应的发生频率和严重性，都要比使用CTLA-4阻断剂时来得要低。幸运的是，使用抗炎药物，并不会影响这些抗肿瘤药物的疗效。

炎症反应也可能引起更严重的问题。长期以来，研究人员们一直担心，免疫疗法使用的药物会使免疫反应愈演愈烈，以至于激发全面的自身免疫反应——在这种情况下，免疫系统会攻击很多正常组织，而机体却无法阻止。好在与真正的自身免疫疾病不同，这些副作用似乎是暂时性的，一旦经过治疗，就不会复发。

抗PD-1和CTLA-4的抗体似乎可以通过不同的途径，增强免疫系统对抗肿瘤的能力，因此，我们非常有必要研究将两种药物一同使用是否同样安全、有效。2007年的一项研究显示，在患有结肠癌和黑色素瘤的实验动物身上联用CTLA-4和PD-1阻断剂，比单独使用其中任何一种都更有效。因此，在2010年与耶鲁大学的马里奥·斯诺尔（Mario Sznol）合作进行的研究中，我们决定进行一项小范围的药物安全试验，在53位患有转移性黑色素瘤的受试者中，联合使用伊匹单抗和抗PD-1阻断药物nivolumab。

我们在去年的一个医学会议上报告了该项试验令人惊叹的研究结果。在接受了最优剂量的药物的治疗后，超过50%的受试者体内的肿瘤缩小了一半以上。与单独使用以上任一种抗体的患者相比，联用两种抗体收到了更明显的效果。诚然，患者身上表现出了更多的副反应，但都可以通过类固醇药物进行控制。我必须指出的是，这还只是小范围试验的初步结果。我们并不确定，当患者范围扩大、治疗时间延长，联用两种药物又会获得什么样的疗效。目前，我们正在进行一项更大范围的联用药物试验，招募了900多位黑色素瘤患者。

另外，还有一些研究人员，正在应用这种"联合免疫疗法"治疗更多种肿瘤，包括肺癌、肾癌、胃癌、乳腺癌、头颈癌和胰腺癌。研究表明，其他一些直接攻击肿瘤细胞的疗法——比如化疗或放疗——在杀伤肿瘤时，可以触发机体的固有免疫系统，而这能够强化免疫疗法的作用。对于肿瘤来说，这是一场完美的"末日风暴"，因为放化疗产生的肿瘤碎片，能更有效地被免疫系统识别和攻击。这种组合式的治疗，也使T细胞形成了对肿瘤细胞的记忆。这些T细胞可以在治疗停止后的很长一段时间内"保持高度警惕"，防止肿瘤的复发。此类联合性免疫疗法，还可进一步与其他正在研发中的免疫治疗手段联合使用——比如肿瘤疫苗。这种联合是否会带来更好的疗效，我们拭目以待。

现在，我们已经能将标准的抗肿瘤疗法与增强患者自身防御功能的免疫疗法联合起来，因此我相信，长期抑制甚至治愈肿瘤的梦想，正在变为现实。

扩展阅读

Cancer Immunoediting: Integrating Immunity's Roles in Cancer Suppression and Promotion. Robert D. Schreiber et al. in *Science*, Vol. 331, pages 1565–1570; March 25, 2011. www.ncbi.nlm.nih.gov/pubmed/21436444
Nivolumab plus Ipilimumab in Advanced Melanoma. Jedd D. Wolchok et al.in *New England Journal of Medicine*, Vol. 369, No. 2, pages 122–133; July 11, 2013. www.ncbi.nlm.nih.gov/pubmed/23724867
Immunotherapy for Cancer. Lloyd J. Old; September 1996.
A New Ally against Cancer. Eric von Hofe; October 2011.

降血压药
驯服癌症

科学家们发现了降血压药物的新本领——它们有助于降解细胞外基质，缓解肿瘤中血管受到的压迫，改善血流状况，帮助抗癌药物更有效地到达癌细胞。（原载于《科学美国人》中文版《环球科学》2014年第3期。）

撰文 / 拉凯什·贾因（Rakesh K. Jain）

翻译 / 毛玉玲

精彩速览

　　肿瘤团块中的细胞，以及一种名叫"基质"的物质，会挤压血管并使之关闭，阻止血流将抗癌药物输送到肿瘤中的各个位置。并且，基质还会直接阻挠抗癌药物在肿瘤中的扩散。

　　更严重的是，受到挤压的血管会使肿瘤缺氧，这会加速癌细胞的恶化。

　　在小鼠中进行的实验显示，用一种已知的抗高血压药降解肿瘤中的基质，可以增强抗癌药物在肿瘤中的扩散能力，并提高患癌小鼠的生存率。

　　现在，这种药物已经进入临床试验阶段，研究人员也在寻找更好的药物，希望它既能降解基质，又不会过分降低血压。

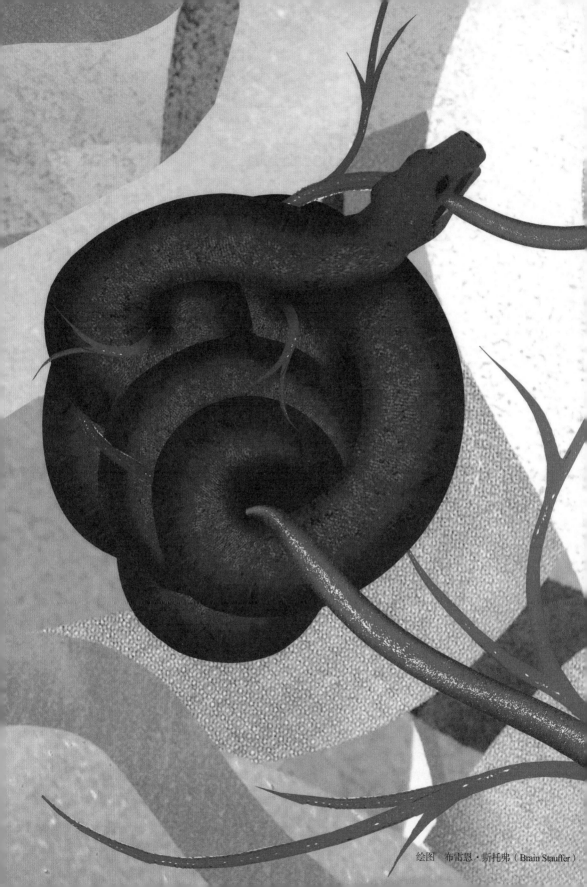

绘图 布雷恩·斯托弗（Brain Stauffer）

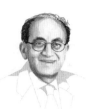

拉凯什·贾因教授是麻省总医院和哈佛大学医学院放射肿瘤科肿瘤生物学实验室主任。他是美国国家科学院、美国国家工程院和美国国家医学院院士，是仅有的20位同时当选美国"三院院士"的科学家之一。

近40年来，我一直从一个非传统的角度从事对抗癌症的研究。我最初是一名工程师，所以在某种程度上，我将肿瘤视为一个物理问题。我的疑问是：肿瘤的结构特征是如何促进自身增长的？这些特征又如何抑制抗癌药物发挥有效作用？

举个例子，20多年前，我和同事在卡内基梅隆大学发现，肿瘤血管的异常结构会干扰药物向肿块中癌细胞的输送。这些血管往往有许多小孔，并且过度弯曲。随着血管逐渐深入肿块，这种多孔的特性使得血管中的液体和药物很容易渗出；反过来，渗出的液体对肿瘤施压，又会导致更多的药物分子从肿瘤向周围组织渗漏。我们后来发现，减少血液的泄漏，会降低这种组织间隙液压（interstitial fluid pressure），从而改善药物在肿瘤中的输送，提高肿瘤细胞对各种治疗方法的敏感性。

我们最近的研究表明，液体压力并不是唯一影响肿瘤生长的物理作用力。肿瘤是由恶性细胞、非恶性细胞、血管和淋巴管组成的混合体，它们一同嵌合在一种名叫"细胞外基质"（extracellular matrix）的纤维组织中。细胞和细胞外基质可以压迫血管和淋巴管，物理学家和工程师将这种压迫力称为"固体压力"（solid stress）。它可能会减少甚至阻止血液流向肿瘤组织，继而减少药物的输送，形成更有利于促进癌症发展的环境。同时，肿瘤中的细胞外基质非常坚固，在某些肿瘤组织中异常丰富，能直接阻碍抗癌药物在肿瘤组织中的扩散。

了解了肿瘤基质的各种危害之后，我的团队最近一直在寻找对付它的方法。我们发现了一个很有吸引力的方向。说它有吸引力，一定程度上是因为它依赖于一类大家熟知的"安全药物"——抗高血压药。研究人员正在进行临床试验，测试这种疗法是否能对一种胰腺癌产生疗效。这种胰腺癌是基质最为丰富、最难治疗的一种恶性肿瘤。

当然，我们不能保证基质降解药物一定能引发革命性的突破。实际上，癌症是许多种令人难以捉摸的疾病的集合体。许多时候，癌症患者体内的肿瘤是难以彻底清除的。但是，如果抗高血压药物能达到我们预期的效果，它们就能有效延长癌症患者的寿命。

搜寻良药

认识到肿瘤中受压的血管和淋巴管会导致一系列惊人的不良后果后，我开始考虑对肿瘤基质进行干预。正常情况下，淋巴管能排出肿瘤和其他组织中多余的液体，但当肿瘤中的淋巴管受到挤压，淋巴管便不能排出从肿瘤血管中渗漏的液体，组织间隙液压也会因此上升。同时，受压的状态降低了已然受损的血管向恶性病灶输送血液、氧、免疫细胞和抗肿瘤药物的能力，并且形成了许多缺氧的区域。

这种含氧量降低（也就是"缺氧"）的状态，似乎能够阻断肿瘤的生长——听起来像一件好事。但实际上，缺氧可能造成相当严重的后果。缺氧可能刺激肿瘤恶化，甚至可以让正常细胞分泌一些蛋白质，抑制抗肿瘤免疫细胞的活性。血管内皮生长因子（vascular endothelial growth factor，缩写为VEGF）就是这样一种蛋白质，它能够增加血管的通透性，从而进一步减少肿瘤组织中的血液循环，提高组织间隙液压。此外，缺氧也能改变一些免疫细胞的功能，使它们由肿瘤的"击杀者"变成"帮凶"。

不仅如此，那些侵袭和扩散能力最强的癌细胞，在缺氧条件下更容易存活下来，因为在氧分子稀缺时，危险性较低的细胞更倾向于"自我了断"。更糟糕的是，缺氧会增加癌细胞的侵袭倾向——例如诱导癌细胞产生某些蛋白质，帮助其脱离原位组织。另外，缺氧也会破坏许多抗癌药物的功能。

肿瘤基质造成的危害，并不仅限于造成缺氧和削弱药物的输送。我的团队最近发现，压迫力会诱使一些癌细胞变成入侵附近组织的"领头羊"，并诱导其他细胞随之转移、扩散。此外，压迫力和肿瘤基质还会形成一个恶性循环：压迫和缺氧都可以刺激基质形成细胞（matrix-producing cells，比如成纤维细胞），提高它们的活性，甚至还能刺激某些不参与肿瘤基质形成的非恶性细胞分泌基质成分。

我的团队在开始肿瘤基质方面的研究之前，就已经清楚缺氧带来的后果，并且优先研究了改善缺氧的方法。大约13年前，我们首次提出了"血管正常化"的概念，即降低肿瘤血管的扭曲性和通透性，这样一来，就可以改善肿瘤组织的血流灌注（blood perfusion，指单位时间内流入的血液量），降低组织间隙液压，从而改善组织缺氧的情况，促进药物和免疫细胞向肿瘤组织的输送。通过动物实验和人体试验，我们已经找到了支持这一假设的确切证据。事实上，我们已经证明，利用抗血管生成药物（antiangiogenic drug，可以抑制新生血管的形成）恢复血管的正常特性，可以增加传送到脑部肿瘤的血流量和氧，更重要的是，这可以延长一些病人的生存时间。这种机制还可以解释，为何联合使用抗血管生成药物贝伐单抗（Bevacizumab）和化疗药（即杀死癌细胞的药物）或者免疫疗法（即增强人体对肿瘤的免疫反应），能够延长结肠癌、肺癌和肾癌患者的生存时间。

研究人员还在继续优化这种治疗方案，但单靠这一种疗法显然是不够的。因为在肿瘤组织内部，压迫血管和淋巴管的并非组织间隙液压，而是肿瘤中的细胞和细胞外基质。当渗漏血管周围的组织间隙液压提高时，液体可以通过毛细血管孔，渗回血管内部，而不会把血管压碎。而且，抗血管生成药物也无法重新打开因癌细胞和细胞外基质压迫而关闭的血管。我们的研究正是要解决这些问题，清除细胞外基质，缓解固体压力。

在寻找可能清除细胞外基质的药物之前，我们首先要更清楚地知道，不同肿瘤中细胞外基质的含量有何差异，这些实体组分又会产生多大的压力。我们发现，不同类型的癌症在这方面的差异非常显著——尽管在显微镜下，许多人类肿瘤组织中都存在一些崩塌的血管。

血管崩塌的程度，部分取决于肿瘤的阶段和位置。例如，狭小的空间会增加压迫力。在这些地方，部分或完全崩塌的血管数量均会增加。肿瘤的类型也会影响血管崩塌的程度，以胰腺癌中最常见的胰腺导管腺癌为例，肿块中包含大量的肿瘤基质和成纤维细胞，癌细胞相对较少，仅占肿块的5%；而其他癌症（如儿童脑癌中最常见的髓母细胞瘤）通常仅含有少量肿瘤基质。一般来说，那些基质和成纤维细胞

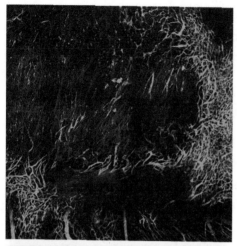

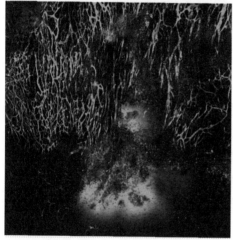

用基质降解药物治疗后，小鼠肿瘤中的基质（蓝色）减少了（从上到下），血流量（绿色）增加了。在其他动物研究中，这种变化改善了抗癌药物的功效。

比例较高的肿瘤，药物治疗效果较差。这就表明，减少这些肿块中基质的量，可以增加药物到达治疗靶点的机会，从而达到更好的治疗效果。

去除基质压迫

我的团队能够找到清除细胞外基质的药物，多亏了一个偶然的发现。细胞外基质由蛋白质纤维(主要是胶原蛋白)和凝胶状物质（如透明质酸）组成。科学家一度认为，透明质酸比胶原蛋白更能干扰药物向肿瘤的运输。但在2000年，我们吃惊地发现，在干扰药物输送方面，组织硬度的作用更为重要，而组织硬度正是取决于组织中胶原蛋白的含量。我们还发现，用胶原酶将蛋白质纤维降解，可以大大增加一种直径150纳米的微粒（我们用这样大小的纳米粒子代替抗癌的纳米药物进行实验，但到那时为止，取得的成果不大）的扩散能力——即便在药物最难穿透的肿瘤中也是如此。我们随后的研究显示，当我们向小鼠体内同时注入破坏胶原蛋白的胶原酶和150纳米的病毒颗粒（用于杀伤癌细胞）时，小鼠体内肿瘤的萎缩程度，比只注入病毒颗粒时更明显。

与结果同样有趣的是，我们知道，如果药物将人体内的胶原蛋白全都降解了，那将会造成很大的问题，因为胶原蛋白是我们的骨骼与组织的结构成分。我们需要一种更安全的药物，它只能作用于肿瘤，而不会对全身产生广泛的影响。不过，哪里有这样的药呢？

很快，我们想到了一种名为松弛素（relaxin）的激素。这是女性在怀孕期间产生的一种激素，能抑制胶原蛋白的合成，并促进其降解。准妈妈们能分泌很多松弛素，而这并没有对她们的身体造成不好的影响。因此我们猜想，能否利用松弛素降解肿瘤中的胶原蛋白？

2002年，我们用松弛素对荷瘤小鼠（tumor-bearing mice）进行了两周的治疗。果然，松弛素能够重构胶原蛋白，使之变得更加多孔，并且改善我们用以替代药物的大分子在肿瘤中的分布。一些研究人员研究了其他类型的肿瘤，进一步证实了我们的结论。但我们后来得知，有研究显示松弛素可以加速某些肿瘤的恶化进程，如前列腺癌。考虑到结果的差异和所涉及的风险，我们不可能在人体中进行这样的试验。

抗高血压药的新用途

失望过后，我们开始寻找其他药物。我们决定专攻促进细胞合成胶原的关键蛋白质：转化生长因子 β（transforming growth factor beta，TGF- β）。我们发现，用于治疗高血压的药物一般不只会降低血压，它们在人体内通常还会产生另一种作用——抑制TGF- β 的活性。此外，作为血管紧张素受体拮抗剂，这些用来治疗高血压的药物还可以破坏另一种参与胶原稳定过程的分子的功能。我们知道，包括洛沙坦（losartan）在内的许多血管紧张素受体拮抗剂，可以降低细胞外基质过量的实验动物体内多种胶原的水平，并且能减小高血压患者心脏和肾脏的负荷。然而到目前为止，我们没有找到任何已发表的文献，报道这些药物对胶原蛋白水平或肿瘤固体压力的影响。

为了确定血管紧张素受体拮抗剂能否降解肿瘤中的基质，从而改善抗肿瘤药物在肿瘤组织中的分布，我们对四种荷瘤小鼠（分别带有胰腺导管腺癌、乳腺癌、黑色素瘤，以及结缔组织中产生的肉瘤，这四种肿瘤都富含基质）用洛沙坦给药两周，得到了两个令人兴奋的结果。首先，肿瘤中的胶原蛋白减少了；其次，我们用来替代靶向杀伤癌细胞药物的直径100纳米的微粒，在肿瘤组织中扩散得更广泛了。我们推断，纳米微粒之所以可以更好地渗透，是由于胶原蛋白的含量减少了。2011年发表的一篇研究论文中，研究人员用真正的药物——美国食品和药物管理局批准的靶向抗癌药物多喜（Doxil，直径约100纳米的阿霉素脂质体）以及病毒颗粒（直径约150纳米），在啮齿类动物中进行了后续研究，得到了同样的结果。

在研究过程中，我们还发现，洛沙坦的剂量越高，降解胶原的作用就越大。出现这样的剂量依赖性是一个好迹象，因为这说明观察到的效果确与药物有关。这一发现也暗示，提高洛沙坦的浓度可以更好地降解胶原蛋白，甚至可以使富基质肿瘤中的血管开放到足够的程度，以便抗癌药物更好地通过肿瘤血管，到达之前血液无法到达的大片肿瘤区域。事实证明，对乳腺癌小鼠和胰腺癌小鼠给药两倍剂量的洛沙坦，进一步开放血管，能提高纳米药物以及标准化疗药物的输送和药效。

接下来我们想知道，在人类癌症患者身上，高剂量的洛沙坦或其他抗高血压药会不会增强常规化疗药物和纳米药物的疗效。虽然我们还没有明确的答案，但我们有理由相信这一可能性。对过去那些同时接受抗肿瘤药物和

药物输送的障碍

不容小觑的力量

从理论上说，随血流运输到肿瘤的抗癌药物，可以到达肿瘤中的任何地方，杀死其中所有的癌细胞。但是，升高的液体和固体的压力，足以阻止药物到达癌细胞（见下页左图）。癌症专家已经研发出可以减小肿瘤组织间隙液压的药物。如今，正如作者在这篇文章中所阐释的，研究人员认为，他们可能找到了一种可以减少细胞和基质产生的固体压力的方法（见下页右图）。

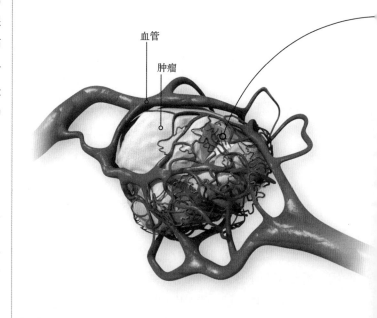

血管

肿瘤

给药障碍

肿瘤血管异常的多孔性，使得血管往往承受了较大的液体压力。随着血液进入肿瘤，血液和许多药物分子就会从血管中泄漏出去。渗出的液体流向肿瘤周围的组织，同时也带走了药物。

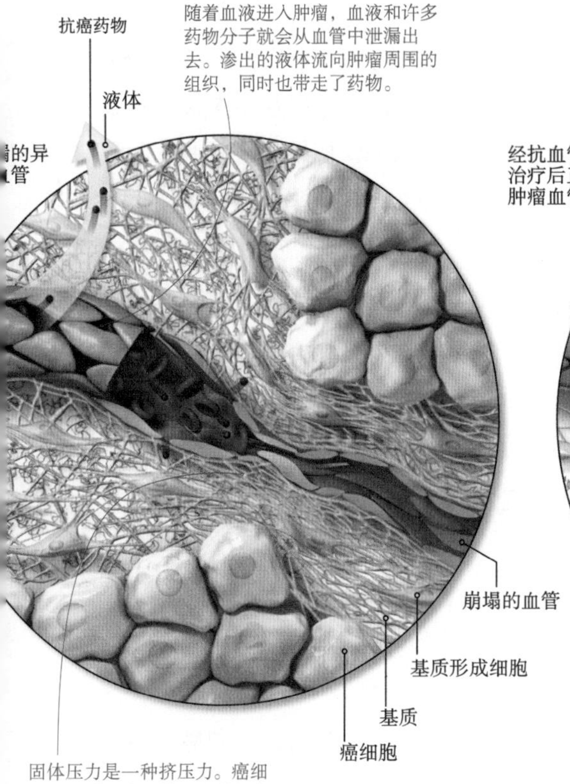

抗癌药物

液体

渗漏的异常血管

解决方案

抗血管生成药物可以降低液体压力，用于癌症治疗已有大约10年的时间。这类药物最为人熟知的疗效是抑制肿瘤新血管的形成。但是，它们也可以使血管"正常化"，使血管变得不那么容易渗漏。如果外渗的液体减少，药物就可以被更好地输送到癌细胞。

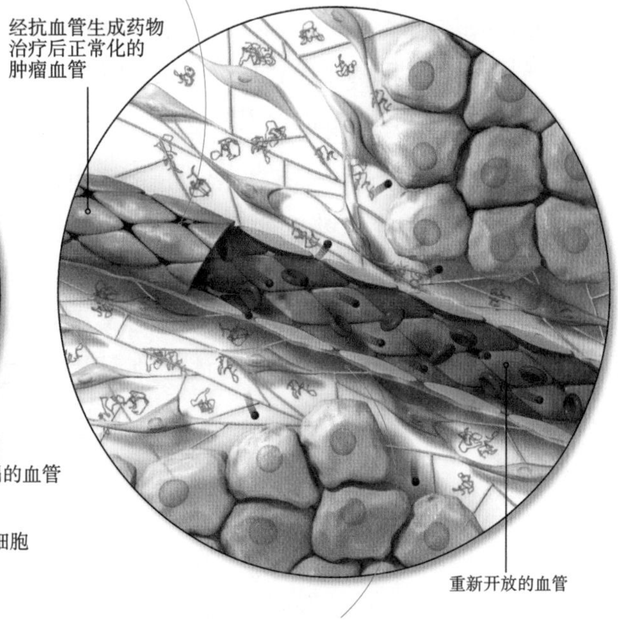

经抗血管生成药物治疗后正常化的肿瘤血管

崩塌的血管

基质形成细胞

基质

癌细胞

重新开放的血管

固体压力是一种挤压力。癌细胞和基质压迫血管，阻碍血液流动，从而阻止抗癌药物到达受压区域以外的恶性细胞。同时，基质可以"绊住"药物分子，进一步限制它们的扩散。受压的血管也会导致肿瘤缺氧，从而促进癌症的扩散，阻碍免疫系统的攻击。

在小鼠中，基质降解药物已经被证实可以降低固体压力，提高血流量，促进抗癌药物的输送。这些基质降解药物中，包含了一种常见的抗高血压药，研究人员正在胰腺癌患者中进行研究，看它是否会提高抗癌药物的作用。

133

抗高血压药物治疗的患者（这些患者不仅患有癌症，同时也有高血压）的研究显示，某些抗高血压药物似乎能在一定程度上提高抗癌效果。例如，一项对过去研究的统计分析表明，相对于单独进行化疗，联合使用抗癌药物吉西他滨（gemcitabine）和血管紧张素受体拮抗剂（或某些相关酶抑制剂），可以使胰腺导管腺癌患者的总生存期延长大约六个月。

当然，回顾性研究自有其局限性。但是，接受高血压治疗的癌症患者的数据，与我们在小鼠中的发现是一致的，这为研究人员在人体中检测血管紧张素受体拮抗剂能否作为降解基质的药物提供了基础。美国麻省总医院的一个研究团队已经开始了一项临床试验，联合使用洛沙坦和标准化疗，治疗胰腺导管腺癌（这种癌症患者的五年生存率不到6%），试验将在几年内得出结果。未来，如果一切顺利，我们便可以联合使用血管正常化药物（例如VEGF受体拮抗剂）、基质降解药物和靶向抗癌药物，大大提高癌症治疗效果。

和大多数药物一样，抗高血压药物也有一些副作用，它们不能用于有肾脏疾病或低血压的癌症患者。即便对于血压正常的患者，使用的剂量也需要严格监控，以免造成严重的血压下降。要解决这个问题，我们可以想办法对血管紧张素受体拮抗剂进行修饰，使它们既能降解基质，又不会降低血压。我们正在朝这个目标努力。肿瘤会对大多数药物产生耐药性。肿瘤是否会对洛沙坦或其他血管紧张素受体拮抗剂产生耐受，还是个未知数。

备选方案

那么，对于那些不能服用降压药，或者即便可以服用，但药效不明显或不持续的癌症患者，我们又该怎么办？将肿瘤中非纤维性的透明质酸分子作为靶点，也许是另一种对付肿瘤基质的方法。大约25%的人类肿瘤中存在大量透明质酸，如胰腺导管腺癌、乳腺癌、结肠癌和前列腺癌。我们最近发现，一种可以降解透明质酸的透明质酸酶，确实可以减少荷瘤小鼠体内肿瘤组织中的固体压力。我们的研究结果已经表明，洛沙坦也可以减少肿瘤中的透明质酸。其他研究人员也已经证明，透明质酸酶可以降低血压。在这些研究的基础上，科学家正在进行临床试验，检测一种名叫PEGPH20的酶对胰腺癌的疗效。我们和另外一些研究团队也在其他具有基质降解作用的药物上，取得了一定实验成果。

为了完善基质降解疗法，研究人员需要一些方法来检测各种药物对肿瘤基质的实际影响。破坏肿瘤基质的物质真的会减少血管周围的压迫力吗？哪些药物最有效？基质减少的程度真的能影响传统抗癌药物的运输效果吗？对这些问题的研究，已经取得了一定的进展。一种名叫"二次谐波成像"（second-harmonic generation）的新方法，可以帮助研究人员发现和测量肿瘤中的胶原蛋白。此外，

肿瘤物理学

为什么只有固体挤压肿瘤血管？

人们常常惊讶地发现，只有基质和癌细胞可以挤压肿瘤血管，并使之关闭，而组织中的液体成分没有类似的作用。为了解释这一现象，可以用一个扔进大海的饮料瓶来打比方。

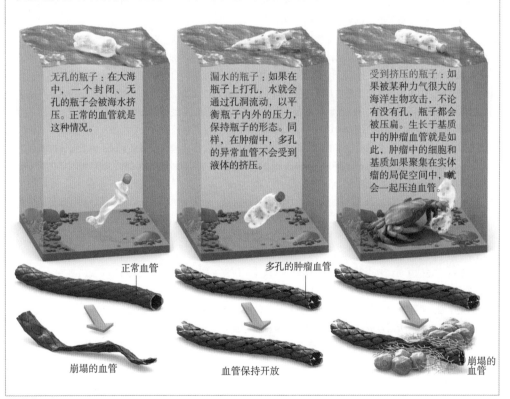

无孔的瓶子：在大海中，一个封闭、无孔的瓶子会被海水挤压。正常的血管就是这种情况。

漏水的瓶子：如果在瓶子上打孔，水就会通过孔洞流动，以平衡瓶子内外的压力，保持瓶子的形态。同样，在肿瘤中，多孔的异常血管不会受到液体的挤压。

受到挤压的瓶子：如果被某种力气很大的海洋生物攻击，不论有没有孔，瓶子都会被压扁。生长于基质中的肿瘤血管就是如此，肿瘤中的细胞和基质如果聚集在实体瘤的局促空间中，就会一起压迫血管。

正常血管

多孔的肿瘤血管

崩塌的血管

血管保持开放

崩塌的血管

互补策略

阻止肿瘤血管的生成

实体肿瘤的生长，在很大程度上依赖于延伸进肿瘤的"新生血管"。这些血管为肿瘤提供了营养物质和氧气，还能带走代谢废物。并且，新生血管的形成过程会破坏血管的基膜，使癌细胞更可能穿透血管、发生转移。

如果可以采取一种"饥饿疗法"，阻止肿瘤血管的形成，就能在很大程度上阻止肿瘤的转移、减少肿瘤的复发概率。

要做到这一点，我们首先需要了解肿瘤血管生成的基本原理。"血管新生刺激因子"和"血管新生抑制因子"共同控制着血管生成过程。一般情况下，这两类因子处于相互平衡的状态，然而某些病理条件（比如缺氧）会诱导机体过度产生"刺激因子"，并降低"抑制因子"的表达量，打破平衡，导致大量异常新生血管的产生。血管内皮生长因子（VEGF）是一种常见的"血管新生刺激因子"，研究表明，几乎所有新生血管较多的实体瘤（solid tumor）都会表达很多 VEGF 及其受体。

根据上面的理论，想要抑制肿瘤血管的生成，我们可以想办法阻断"血管新生刺激因子"的作用。这一类治疗策略，主要都在于阻断VEGF的作用——其中，中和VEGF的单克隆抗体贝伐单抗（中文商品名"阿瓦斯汀"）是一个成功的范例。贝伐单抗于2004年2月26日获得美国食品和药物管理局的批准，是美国第一个获批上市的、抑制肿瘤血管生成的药物。然而，贝伐单抗存在肺栓塞、心肌梗死、脑血管意外等严重毒副反应，并且会干扰VEGF的正常生理作用。

因此，近年来，研究人员更加关注直接作用于血管的抑制因子。这类药物仅作用于增殖的血管内皮，副作用小、不易产生耐药性。其中，血管抑制素（angiostatin）和内皮抑制素（endostatin）的发现，促进了血管新生抑制因子的研究。然而，由于无法证明确切的抗肿瘤效果，血管抑制素和内皮抑制素均止步于Ⅱ期临床试验。山东先声麦得津生物制药有限公司（原山东麦得津生物工程股份有限公司）于1998年开始进行内皮抑制素的研究，他们采用大肠杆菌表达体系，生产出一种新型的重组人血管内皮抑制素，商品名为"恩度"（Endostar）。恩度于2005年9月12日获得中国国家食品药品监督管理总局颁发的"国家一类新药证书"，成为全球第一个获批上市的血管新生抑制因子类药物。尽管尚存在诸多争议，但恩度的抗癌活性得到了许多权威实验室的肯定，其中包括以发现血管抑制素和内皮抑制素而闻名的美国哈佛大学犹大·福克曼（Judah Folkman）实验室。

和内皮抑制素一样，血管抑制素也具有深入开发的价值。近年来，研究人员发现了一些与血管抑制素同源的蛋白片段。这些分子具有分子量小、活性高等优点。人纤维蛋白溶酶原K5（Plasminogen Kringle 5）就是其中之一。和血管抑制素一样，人纤溶酶原K5也是人纤维蛋白溶酶原的水解片段，与血管抑制素相比，K5分子更小，活性也更强。

不过，K5已在美国和中国获得专利保护，这限制了研究人员的进一步开发和应用。我们课题组经过多年的前期研究，应用基因突变和基因重组技术，开发出一种新的突变型K5重组蛋白。我们去除了原蛋白中的无关序列，并将其中的五个酸性氨基酸进行替代，消除它们对活性部位的"遮挡效应"。重组的K5蛋白具有分子量更小、可溶性更强、表达量高、性质稳定、易于纯化及更强的抗血管增生活性等优点，具有良好的开发前景，已获得发明专利，具有自主知识产权。目前，重组K5蛋白正在进行抗肿瘤的临床前研究。

——杨霞（本文审校）

我们已经找到一个相对简单的方法，可以测量肿瘤中的压力——当我们从实验动物体内取出一块肿瘤，将它一切为二时，两个小肿块会自发地膨胀。测量小肿块的膨胀程度，再应用数学公式进行计算，我们就可以得到肿瘤内部压力的大小。

我时常在想，细胞外基质降解后，癌细胞会不会更容易穿过基质，进入血管和淋巴管，转移到身体的其他部位呢？同样，人们也在怀疑，当基质降解、血管疏通之后，流经肿瘤的血流量增加，是否有助于癌细胞逃逸，进入循环系统？癌细胞从血液中得到更多营养物质之后，会不会生长得更快？这两种情况会同时发生吗？要解答这些问题，我们还需要进一步的研究。然而，一些研究结果已经表明，将血管正常化能够缓解肿瘤中的压力，并且这种治疗方法不会促进肿瘤的生长和转移。为什么？一方面，确实会有更多的营养物质输送到癌细胞，增强其迁移能力；但另一方面，正常化的血管可以缓解缺氧的状况，而缺氧可以促进肿瘤恶性化发展，破坏免疫反应，削弱许多疗法的效果——这些负面影响均会随着血管的正常化而减弱。此外，肿瘤血管的正常化，可以提高大量药物和免疫细胞在循环系统中的扩散能力。开放血管的效果，足以抵消该疗法对肿瘤生长的促进作用。正在进行的动物实验和人体试验，将会揭示哪一种影响更加重要。

继续探索

回头想想，当我和同事最早开始考虑用血管紧张素受体拮抗剂对抗癌症时，我们曾经咨询过一些人，他们都不看好我们的思路。顾名思义，抗高血压药显然会导致肿瘤血流量下降，而非上升。此外，许多小鼠实验和人体试验表明，血管紧张素（与血管紧张素受体拮抗剂不同，这类药物会导致血压上升）会增加肿瘤血流量。然而，那些研究没有考虑基质对血管的压迫作用，而且，一个评估血管紧张素对癌症的治疗效果的临床试验也遭遇了失败。几年后，我们找到了那次失败的原因：据我们推测，在药物作用下，来自基质的压力使血管迅速关闭，血流的上升只是暂时的。

放眼未来，身为癌症研究人员的我们，需要的不仅是更好地理解癌症的遗传和细胞机制，还应当考虑肿瘤所受到的物理压力。我们需要充分利用这些知识，认识肿瘤发展的规律，改进癌症检测和治疗方法。肿瘤能够借助物理力量生存，而现在，我们也应该利用物理学知识进行反击！

扩展阅读

Causes, Consequences and Remedies for Growth-Induced Solid Stress in Murine and Human Tumors. Triantafyllos Stylianopoulos et al. in *Proceedings of the National Academy of Sciences USA*, Vol. 109, No. 38, pages 15101–15108; September 18, 2012. www.pnas.org/content/early/2012/08/28/1213353109.full.pdf

Normalizing Tumor Microenvironment to Treat Cancer: Bench to Bedside to Biomarkers. R. K. Jain in *Journal of Clinical Oncology*, Vol. 31, No.31, pages 2205–2218; June 10, 2013.

Angiotensin Inhibition Enhances Drug Delivery and Potentiates Chemotherapy by Decompressing Tumor Blood Vessels. Vikash P. Chauhan et al. in *Nature Communications*, Vol. 4, Article No. 2516; October 1, 2013. www.nature.com/ncomms/2013/131001/ncomms3516/pdf/ncomms3516.pdf

Find more on the matrix-depleting clinical trial being carried out by cancer specialists at Massachusetts General Hospital: http://clinicaltrials.gov/show/NCT01821729

Rakesh K. Jain's laboratory: http://steele.mgh.harvard.edu

Barriers to Drug Delivery in Solid Tumors. Rakesh K. Jain; July 1994.

Vessels of Life or Death. Rakesh K. Jain and Peter F. Carmeliet; December 2001.

Taming Vessels to Treat Cancer. Rakesh K. Jain; July 2008.

基因疗法
准备就绪

15年前，基因疗法遭遇了一系列悲剧性挫折，这使得科学家开始重新对它进行严格的评估；15年后，基因疗法已经做好准备，即将进入临床。（原载于《科学美国人》中文版《环球科学》2014年第4期。）

撰文 / 里基·刘易斯（Ricki Lewis）

翻译 / 戴晓橙

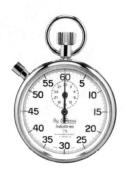

──┤精彩速览├──

20世纪90年代，基因疗法的早期成果让全世界对该技术产生了不切实际的期望。

历经了若干悲剧性的挫折之后，研究人员在接下来的几年里加深了对相关生物技术的本质性理解，研发出了更安全的基因传递系统。

而今，更加安全的治疗方案已经做好进入临床的准备。2012年，欧洲批准了首个基因疗法方案，美国则有望在2016年前批准基因疗法。

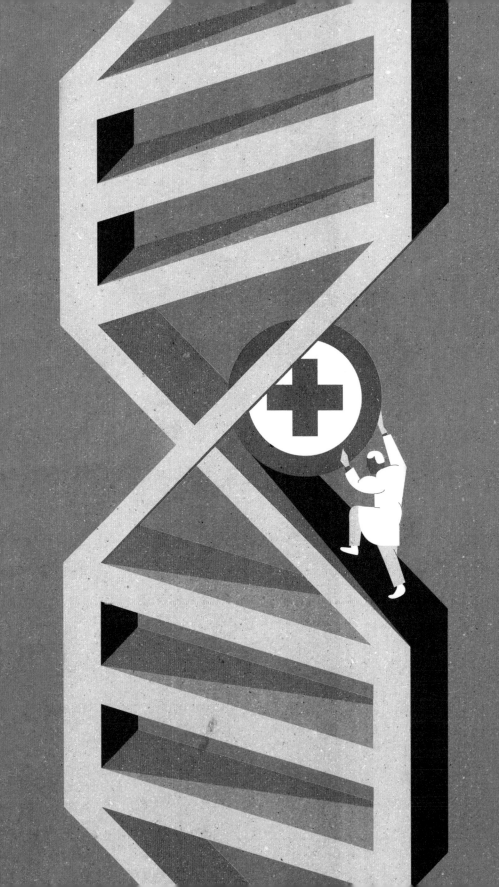

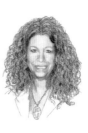

里基·刘易斯是一名拥有遗传学博士学位的科学作家。她参与过多本教材的编写，在许多杂志上发表过文章，她还是《永恒的治愈：基因疗法和拯救它的男孩》（*The Forever Fix : Gene Therapy and the Boy Who Saved It*）一书的作者。

基因疗法也许终于可以实现它最初的美好愿景了。在过去六年中，将健康基因植入先天性失明患者细胞内的试验性基因疗法，已经成功使40名患者重见光明。同时，临床医生们也在超过120名各类血液癌症患者身上，看到了基因疗法取得的空前疗效，部分患者甚至在治疗结束三年后，仍然保持着无癌状态。运用基因疗法，研究人员还帮助了一些血友病患者（血友病是一类致命的出血性疾病），降低了患者发生意外的可能性和对高剂量凝血药物的需求，延长他们的生存时间。

对比基因疗法曾经的绝境，今天的这些正面成效尤其令人振奋。15年前，一位名叫杰西·杰尔辛格（Jesse Gelsinger）的少年的意外死亡，使得整个基因疗法研究陷入停顿。杰尔辛格患有一种罕见的消化道疾病，在接受基因疗法的过程中，他的免疫系统发动了一场预料之外的凶残反击，夺去了他的生命。20世纪90年代正是基因疗法初见成效之时，然而，这却在医生和研究人员中掀起了一股期望过高的非理性之风——其中或许还有一丝虚妄。

这次意外连同基因疗法遭遇的其他挫折，迫使科学家开始重新审视他们的方法，思考在不同人群中实施基因疗法的可行性。他们收起原先的热切期望，回归到基础研究。他们检测了基因疗法潜在的各种致命副作用（如杰尔辛格所经历的悲剧），并且研究出了规避的方法。同时，他们更加重视向参与基因疗法的受试者及其家人，解释可能的风险和益处。

在很多人看来，基因疗法的转折点发生在六年前一位名叫科里·哈斯（Corey

Haas）的八岁男孩身上。哈斯患有一种退行性眼病，视力因此受到损害。医生采用基因疗法，使哈斯有缺陷的左眼视网膜产生了一种原本无法合成的蛋白质。接受治疗后不到四天，哈斯去动物园游玩，让他惊喜万分的是，他终于看到了太阳和热气球。三年后，他的右眼也接受了同样的治疗。到今天，哈斯的视力已经足够让他和祖父一起参加感恩节的火鸡狩猎了。

尽管时至今日，基因疗法仍未在医院和诊所开展起来，但这一情况有望在接下来的10年发生改变。2012年，欧洲批准了首个基因疗法，用以治疗家族性脂蛋白脂酶缺乏症（familial lipoprotein lipase deficiency）——一种罕见但极为痛苦的遗传疾病。2013年底，美国国家卫生研究院也取消了对基因疗法的部分非必要管制。

一些行业观察家预测，美国将于2016年批准首个商业化的基因疗法。在彷徨了十余年之后，基因疗法终于开始了它革新医疗的重要使命。

心碎时刻

早期基因疗法所遭遇的失败，凸显了将基因安全有效地导入目标组织的艰难性。最安全的基因传递系统，往往并不十分有效；而一些最有效的传递系统可能不太安全，会引发致命的免疫反应——杰尔辛格的悲剧就是一个例子，而有的病人还因此患上了白血病。

为了理解这些副作用的发生机理，从而找到降低风险的方法，科学家将目光聚焦在了基因疗法中最常见的一种传递系统上：对病毒进行改造，使之成为一把"微型注射枪"。

首先，研究人员要把病毒中的一些基因，替换成将要转移到患者身上的健康基因。这样做还有一个好处——防止病毒进入人体后复制自己的基因（进入人体后，病毒基因的复制会增加免疫反应的发生概率）。

接下来，研究人员将改造后的病毒注入患者体内。根据病毒种类的不同，基因可以插入不同类型的人体细胞。

杰尔辛格参与临床试验时，研究人员选出了一种包含腺病毒的基因传递系统。未经改造的腺病毒能在人体内引发轻度的上呼吸道感染。宾夕法尼亚大学的科学家认为，病毒的最佳注射部位是肝脏：杰尔辛格的肝脏细胞与正常细胞不同，无法产生某种消化酶。研究人员将制造该消化酶的基因装进了被"腾空"的腺病毒里。随后，研究人员将约1万亿个携带治疗基因的腺病毒直接注入杰尔辛格的肝脏。

然而，其中一些病毒踏上了悲剧性的歧途。病毒既按原计划进入了肝脏，同时也感染了大量巨噬细胞和树突状细胞。体形巨大的巨噬细胞执行着免疫哨兵的任务，游荡在人体内的各个地方。而树突状细胞被病毒感染后，会向机体发出异物入侵的信号，免疫系统随即做出反应，开始消灭所有被感染的细胞。这一剧烈的过程最终从内部摧毁了杰尔辛格的身体。

免疫反应的凶狠程度令研究人员始料未及，而之前接受治疗的17名患有同一疾病的受试者，并没有表现出如此严重的副反应。研究人员确实知道腺病毒可能引发免疫反应，然而，只有动物实验阶段的一只猴子，在注射了另一种略微不同的改造病毒后死亡；他们也没有意识到免疫反应具有如此强大的毁灭性效果。"人类的个体差异比其他动物种群都要大，"雅姆·威尔逊（Jame Wilson）是宾夕法尼亚大学的研究人员，正是他研制了杰尔辛格所使用的病毒载体，"我们在那次试验中看到，18位受试者中就有一位产生了极端的宿主反应（宿主反应是指免疫系统对入侵的异物产生的应答反应）。"

在当时的情况下，将注入杰尔辛格体内的病毒数量降为10亿，而非直接将万亿计的病毒注入患者体内，可能是更加明智的做法——但这也只是马后炮而已。此外，研究人员没有在知情同意的环节向杰尔辛格和他的家人告知猴子的死亡事件。他们仅凭一己之见，就判定猴子的死亡与临床试验无关，这也让研究人员饱受批评。

杰西辛格的死亡并非基因疗法的唯一悲剧。此后不久，20名儿童参与了一项针对X - 连锁严重联合免疫缺陷病（X-linked severe combined immunodeficiency，缩写为SCID-X1）的基因疗法，然而其中5名受试者患上了白血病，一名因此死亡。基因的传递系统再度成为了悲剧的源头。然而，此项试验中充当微型注射枪的是逆转录病毒，它能直接将治疗基因插入宿主细胞的DNA。

如果进入基因组，治疗基因的具体整合位置具有一定的随意性。这些基因有时会插入癌基因（oncogene）之中，后者在某些情况下能引发癌症。

重新思考

鉴于腺病毒可能引起致命的免疫反应，而逆转录病毒可能诱发癌症，研究人员开始在其他病毒上投入更多精力，寻找更好的基因载体。他们很快就把目光聚集在了两种应用范围更广的候选病毒上。

第一个入选的新型基因传递系统，是腺相关病毒（adeno-associated virus，缩写为AAV）。虽然绝大多数人类都曾感染过该病毒，但它并不会引发任何疾病。既然腺相关病毒如此常见，它就不太可能引起极端的免疫反应。该病毒的另一个特点是，它还可以最大限度地减少副反应的发生——它具有若干个变体（或称"血清型"）。这些变体可以分别对特定的细胞或组织表现出亲和性，例如，AAV2最适合用于眼部治疗，AAV8更适用于肝脏，AAV9则特别适合心脏和脑组织疾病的治疗。

研究人员能根据特定的人体部位，选择最佳的AAV血清型，从而减少病毒的注射量，以降低发生大规模免疫反应以及其他不良反应的可能性。此外，AAV携带的治疗基因不会进入染色体，这就消除了它与原癌基因相互作用的可能性。

1996年，腺相关病毒在临床试验中被首次用于治疗囊性纤维化。从那以后，研究人员鉴定出了11类AAV血清型，将它们进行重组和改造，构建了上百种安全性较高、可针对不同组织的基因传递工具。近期的一些研究正在评估以AAV为载体的一系列疗法，治疗包括帕金森病和阿尔茨海默病在内的一些脑部疾病，以及血友病、肌肉萎缩、心脏衰竭和失明。

更令人称奇的是第二种基因新载体——去除了致病基因的人类免疫缺陷病毒（HIV）。HIV是引发艾滋病的病毒，然而，一旦不去计较它"杀手"的恶名，你就会发现它在基因疗法上的优势。HIV是逆转录病毒中慢病毒属（*Lentivirus*）家族的成员之一，它能够避开免疫系统——这一点对逆转录病毒至关重要，并且一般不会干扰原癌基因。

移除了致病基因的HIV结构"具有很强的装载能力"，英国牛津生物医学公司（Oxford Biomedica）前任首席科学家斯图尔特·内勒（Stuart Naylor）如是评价道。牛津生物医学公司正致力于研发治疗眼病的"基因药物"。与小个头的AAV相比，"HIV更适合装载多个基因，或是更长的基因序列，"内勒说，"这种载体没有毒性，也不会带来不良的免疫反应。"去除了致病基因的慢病毒正在多项临床

概念与挑战

如何修复有缺陷的基因

基因疗法旨在治疗由受损或缺陷基因引起的疾病，其中最常见的技术（如下所示）是把一段治疗基因整合到病毒 a 中，而该病毒的大部分原有基因已被移除。带有治疗基因的"杂交"病毒被注入患者体内，与靶细胞的受体 b 结合，从而进入细胞。接下来，治疗基因就能指导细胞制造原本无法合成的蛋白质 c 。这种疗法可能引发我们不希望的副作用：如果治疗基因意外地插入受试者的基因组，便有可能引发癌症；如果患者的免疫系统将病毒视为入侵的异物，便可能发动激烈的免疫反应。

两种传递方式

除了直接将病毒载体注入患者体内，研究人员也可以将人体内的细胞取出，将带有治疗基因的病毒插入到这些细胞之中（右图），然后再将这些改良过的细胞注回人体。由于修正性的治疗基因已经整合在细胞的DNA之中，这些性状也能传递给它们的子代细胞。

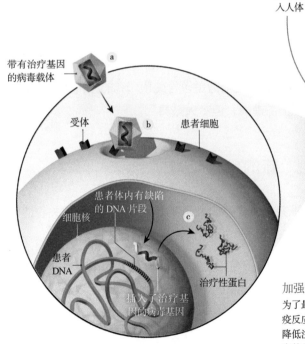

治疗基因

带有治疗基因的病毒载体

在体外进行基因疗法

直接注入人体

基因组中的缺陷部分（黑色）

患者细胞

带有治疗基因的病毒载体 a

受体 b 患者细胞

患者体内有缺陷的 DNA 片段

细胞核

患者 DNA

c

治疗性蛋白

插入了治疗基因的病毒基因

加强安全管理

为了最大限度地降低癌症风险，避免危险的免疫反应，研究人员需要仔细选择病毒种类，以降低注射进人体的病毒数量，或是将治疗局限在某些组织之中。

145

试验中被应用于治疗，包括对肾上腺脑白质营养不良（adrenoleukodystrophy，缩写为ALD）的治疗。该疾病曾在1992年被搬上银幕，出现在电影《罗伦佐的油》（Lorenzo's Oil）中。今天，一些接受上述治疗的患儿的恢复水平，已经足以让他们重返学校。

尽管越来越多的临床试验开始使用AAV和HIV，但研究人员还是对原来的病毒载体进行了改良或修饰，以便在一些特殊情况下使用它们。例如，某些非HIV逆转录病毒在经过遗传工程修改后，可以在诱发白血病之前自我失活。

即便是曾夺去杰尔辛格生命的腺病毒，现在也依然作为基因疗法的一种载体出现在临床试验中。只有在不易发生免疫反应的人体部位，研究人员才会使用这种载体。例如，头颈癌患者因接受放疗，下颌部的唾液腺会受到损害，引起口干的症状，而腺病毒的一项颇有前景的应用，便是治疗这种口干。

目前，美国国家卫生研究院正在进行一项小规模的临床试验，向唾液腺细胞中插入一段基因，使之制造出让液体进入腺体的管道。由于唾液腺很小，易于控制，加之试验所用的病毒数量还不及当年用于杰尔辛格的1/1000，所以发生免疫反应的概率很小。此外，未进入靶细胞的病毒载体，将会随着唾液被患者吞下或者吐出，因此很难"招惹"到免疫系统。自2006年起，11位参与试验的患者中，有六人的唾液量显著增加。布鲁斯·鲍姆（Bruce Baum）退休之前曾是领导此项研究的牙科医师和生物化学家，他对该试验结果的评价是"仍需谨慎，但令人鼓舞"。

新的目标

在以上成果的鼓励下，医学研究人员开始扩大研究范围。他们不再只关心遗传病的治疗，而是着手通过基因技术，修复生命过程中自然发生的基因损伤。

例如，宾夕法尼亚大学的科学家们正在采用基因疗法，治疗一种常见的儿童癌症——急性淋巴细胞性白血病（acute lymphoblastic leukemia，缩写为ALL）。

尽管大多数ALL患儿能对标准化疗做出应答，但仍有20%左右的患儿对化疗没有反应。研究人员正在使用基因疗法，激活这些患儿的免疫细胞，使之搜寻并消灭那些顽固的癌细胞。

这项试验的手段尤为复杂，它依靠的是所谓的"嵌合抗原受体"（chimeric antigen receptor）技术。在希腊神话中，"chimera"一词原代表一种由不同动物融合而成的怪物，而一个"嵌合抗原受体"，即是融合了两类原本不会同时出现的免疫分子的受体。

一旦与上述嵌合抗原受体相适配，一种名为T细胞的免疫细胞便可以"瞄准"白血病细胞中大量表达的某些蛋白质，从而"抓住"白血病细胞，并将它们摧毁。首批接受这类疗法的受试者是患有慢性白血病的成年人，他们的治疗均达到了不错的效果。而在接下来的一名儿童患者身上，治疗效果更是远超研究人员的预期。

2010年5月，五岁的埃米丽·怀特黑德（Emily Whitehead）被诊断患有白血病，她接受的头两轮化疗都不起作用。布鲁斯·莱文（Bruce Levine）是怀特黑德的医生之一。他介绍说，到2012年春天，"怀特黑德接受了第三次化疗，药物的剂量足以毒死一位成年人，并且，她的肾脏、肝脏和脾脏已经出现损伤"。小姑娘的生命危在旦夕。

医生们抽取了怀特黑德的血液样本，分离出了她的部分T细胞。然后，他们将搭载有治疗基因的慢病毒转入T细胞样本，并将细胞输回怀特黑德体内。经历了一个艰难的开端后，基因疗法终于在怀特黑德体内起了作用，她的病情迅速得到缓解。治疗三周之后，怀特黑德的骨髓中已有1/4的T细胞中携带有治疗基因，她的T细胞开始向癌细胞宣战，而后者很快就消失得无影无踪了。"2012年4月的时候她还光着小脑袋，"莱文回忆说，"而到了8月的开学日，她已经去学校报到，上二年级了。"

尽管这种改良后的T细胞可能无法一直存在于怀特黑德体内，但医生们可以反复使用这种疗法。这位一头蓬松棕发的漂亮女孩已经无癌生存了将近两年。怀特黑德并不是唯一的幸运儿。2013年下半年，多组研究人员均报道，他们在120多位患者身上使用嵌合抗原受体技术，治疗与怀特黑德同型的白血病以及其他三种血液癌症。5位成年患者和22名患儿中的19人因此摆脱了癌症——他们的身体目前处于无癌状态。

进入临床

掌握着安全的传递系统，基因疗法专家们现在正面临着所有新药都必须面对的挑战：通过美国食品和药物管理局（FDA）的审批。

　　这一漫长的过程包括了所谓的"Ⅲ期临床试验"。Ⅲ期临床试验专门用于评估药物或疗法在大规模受试者中的效果，一般需要1～5年的时间（对于不同的试验，这一时间存在很大差异）。截至2013年底，近2000项基因疗法试验中，有大约5%到达了Ⅲ期临床试验阶段。其中位列最前的是治疗莱伯氏先天性黑蒙（Leber congenital amaurosis，LCA）的试验。就是这一疾病，曾经夺走了哈斯的视力。目前，已有数十位患者在插入治疗性基因后重见光明。

　　2004年，中国审批通过了一项治疗头颈癌的基因疗法，成为首个准许进行基因疗法的国家。2012年，欧洲批准了基因疗法药物Glybera，用于治疗家族性脂蛋白脂酶缺乏症，药物的有效成分（即突变基因）被包裹在AAV之中注入患者的腿部肌肉。荷兰制药公司UniQure正在与FDA协商，希望该药物能够获准进入美国市场。然而，Glybera有一个潜在的短板——价格。Glybera的单次治愈剂量的标价高达160万美元。不过，如果研究人员能够研发出更高效的治疗方法，价格也会有所下降。

　　与许多医疗技术的发展历程类似，基因疗法历经了数十年的迂回与曲折，还远未到达成功的终点。然而，随着越来越多的科里·哈斯和埃米丽·怀特黑德这样的治愈病例的出现，基因疗法将逐渐成为一些疾病的主流疗法，同时，它也会为另一些疾病的治疗提供新的选择。

扩展阅读

Gene Therapy of Inherited Retinopathies:A Long and Successful Road from Viral Vectors to Patients. Pasqualina Colella and Alberto Auricchio in *Human Gene Therapy*, Vol. 8, No. 23, pages 796–807; August 2012. www.ncbi.nlm.nih.gov/pubmed/22734691

　　National Institutes of Health's gene therapy Web site: http://ghr.nlm.nih.gov/handbook/therapy

Tribulations of a Trial. Melinda Wenner; September 2009.

抗艾战役
关键一步

绝大部分HIV感染者，都会慢慢发展成艾滋病患者。但极少一部分HIV感染者却有非凡的免疫控制力，他们不经任何治疗，就能把体内的病毒长期控制在很低的水平，不会发展成艾滋病。研究这些非凡控制者的免疫机制，不仅能为治愈艾滋病带来启示，也为研制出艾滋病疫苗带来希望。（原载于《科学美国人》中文版《环球科学》2012年第8期。）

撰文 / 布鲁斯·沃克（Bruce D. Walker）

翻译 / 王宇歌

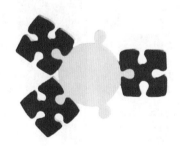

精彩速览

大约每300名HIV感染者中，就会有一名能够在没有药物干预的情况下自发控制HIV。

研究人员认为，这些幸运的HIV感染者之所以能控制HIV，与他们的免疫系统有关。

遗传学研究揭示了，为何这些感染者的免疫系统能够迅速找到并清除受到HIV感染的细胞。

如果我们能够进一步细致地了解他们的免疫系统，那么预防和治愈艾滋病将指日可待。

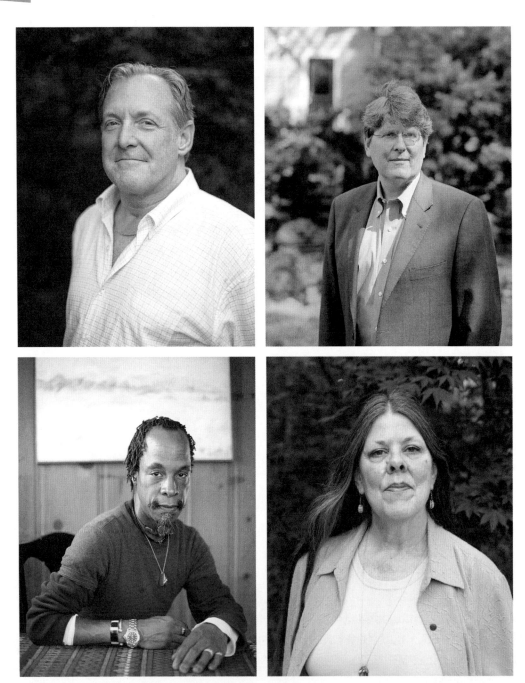

图中的人物都对 HIV 具有天生的抵抗力，他们没有服用任何药物，就把体内的 HIV 控制在非常低的水平。斯科特·沃夫洛克（Scott Wafrock，左上）感染 HIV 26 年；鲍伯·马西（Bob Massie，右上）感染 HIV 34 年；罗琳·威伦伯格（Loreen Willenberg，右下）感染 HIV 20 年；道格·罗宾逊（Doug Robinson，左下）于 2003 年感染了 HIV。

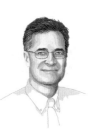

布鲁斯·沃克早在1981年任住院医生时就接触到艾滋病病人，他现在是波士顿拉贡研究所（Ragon Institute）负责人，哈佛大学医学院教授，同时还是南非德班夸祖鲁 - 纳塔尔大学（University of KwaZulu-Natal）及其他南非学校的兼职教授。

1995年年初的一天，一个叫鲍勃·马西的病人来到我在美国麻省总医院门诊部的办公室。他告诉我，他感染HIV已经16年了，却没有任何症状。体检后，我们确定他的身体很健康，这种情况与我当时接触到的其他所有艾滋病病人截然不同。那时，一种新的联合用药疗法刚刚开始推进，虽然这种方案可以最终缓解HIV感染引发的免疫功能失调，但那些在1995年之前就已感染HIV多年的人，早就发展成了艾滋病——旦进入这个阶段，病人往往因为不能抵抗病原体的进攻而死亡。然而，站在我面前的这位年轻人，从来没有接受过任何抗HIV感染的治疗。他坚信，如果我能够从他的"幸运"中得到某种启示，将可以帮助那些被艾滋病宣判了死刑的人重获新生。

马西生来就患有血友病，这是一种凝血障碍疾病。在那个年代，几乎所有血友病患者都感染了HIV。血友病患者一旦出血，必须紧急输入大量血液制品，而他们输入的血液制品混合了成千上万献血者的血液。这些献血者全都没有接受过HIV检查，因为这种检查直到20世纪80年代中晚期才开始出现，所以血液制品很可能会被HIV污染。（现在，医生会为血友病患者注射人造凝血因子，患者不会再有感染HIV的风险。）我们采集了一些马西的血液用于研究。通过对部分血样进行分析，我们发现他大概是在1978年感染HIV的。但是，对马西本人和他的血样进行各种检查后，我发现他血液中的病毒含量始终少得惊人，并且他的免疫系统似乎没有受到任何影响。

马西的情况使我震惊，这是我第一次遇到能够自主控制HIV感染超过15年的患者。但是马西并不是个例，20世纪90年代初，科研人员在美国加利福尼亚州、马里兰州以及意大利、法国都发现了这类患者，并对他们展开了深入研究。后来，我们将这部分特殊的艾滋病病人分成两组：第一组的人虽然能在较长时间抵抗HIV感染，但最终也会发展成为艾滋病，我们称他们为"长期不进展者"；另一组则更加罕见，他们感染HIV后，尽管没有使用过任何抗HIV药物，但就是不会发展成艾滋病，就像马西那样，我们称他们为"非凡控制者"（elite HIV controller）。

非凡控制者血液中的病毒含量极低，甚至低到无法检测。研究人员一旦弄清楚这些极为罕见的非凡控制者击败HIV的原因，也许就能研制出艾滋病疫苗，找到增强艾滋病病人免疫系统的疗法，而不是像现在这样，只能用药物攻击HIV。

当然，要实现这个目标，并不是一时半会的事。目前，全球的HIV感染者和艾滋病病人总数为3300万，其中只有600万接受了抗病毒治疗。但当前的抗病毒疗法还不能消除HIV感染，一旦开始抗病毒治疗，HIV感染者就必须终身服药。而且，并非每个感染者都能及时获得药物治疗。所以，人们迫切需要一种更有效的方法，预防和治疗艾滋病病毒的感染。

对马西这样的非凡控制者进行了长达20年的研究后，我和同事的信心更甚以往：对非凡控制者特有的生化性质进行研究，能帮助我们找到预防和治愈艾滋病的方法。这一科学之旅对我们寻找一种终极方法，用以刺激人体免疫系统，对付各种各样的传染病甚至某些癌症，将有着异乎寻常的意义。

"指挥者"阵亡

如果想了解马西等HIV非凡控制者的不同寻常和他们给攻克艾滋病带来的希望，我们首先需要了解HIV如何感染人体，以及人体是如何对抗HIV感染的。经过长达30年的研究，科学家对人体感染HIV后免疫系统抵抗HIV的过程有了初步认识。刚刚感染时，绝大部分被感染者（不只是非凡控制者）的免疫系统都会产生抗体，与病毒做激烈斗争。可惜的是，抗体不够强大，病毒最终还是会感染人体（包括非凡控制者）。其中的机制非常复杂，有些细节至今还没有搞清楚。目前认为有两种重要的免疫细胞参与其中，一种是辅助性T细胞，即CD4+细胞，主要发挥免疫枢纽的作用；另外一种是杀伤性T细胞，即CD8+细胞，主要发挥杀伤病原体的作用。另外，人类白细胞抗原（HLA）受体也起着重要的作用。

众所周知，作为一种病毒，HIV没有独立的细胞结构，需要依赖宿主细胞来完成生命周期。因此，HIV一进入宿主细胞，就会抢占细胞器，诱导它们制造新病毒，而不是像往常那样执行细胞功能。不过，被感染的宿主细胞有"早期警报系统"，即免疫监视，一旦病毒入侵，将动用身体的免疫细胞和分子清除病毒。在病毒潜入人体初期，人体的吞噬细胞会吞噬病毒，将病毒的抗原成分呈递给杀伤性T细胞。而HLA受体正是能够识别病毒抗原成分的分子，它能够选择呈递哪些病毒成分给杀伤性T细胞。病毒的抗原成分和HLA分子结合后，免疫系统中的其他细胞立刻被吸引过来，其中就包括辅助性T细胞。它接收到"抗原 - HLA复合物"的信号后，开始动员杀伤性T细胞专门消灭受到HIV感染的人体细胞。辅助性T细胞被激活后，还能够使其他免疫细胞产生抗体，结合到被感染细胞释放的特定病毒成分上，试图以此消灭入侵病毒——可惜，这些努力没什么用。

对于大多数入侵病毒，上述免疫机制都能起到很好的保护作用，但HIV却有特殊之处，正是因为这一点，它最终打败了人体免疫系统：HIV首先感染宿主的辅助性T细胞，其中就包括专门抵御HIV感染的那些细胞。HIV的这一策略，最后直接或间接地导致大多数辅助性T细胞被破坏。这好比一场战争中，辅助性T细胞扮演了"将军"的角色，而杀伤性T细胞是"士兵"。HIV直接击毙免疫系统的"将军"，"士兵"们便无法获得有效的指令，从而使免疫系统最终崩溃，让人体成为一座没有防守的"城市"——不仅无法抵抗HIV，也无法阻止其他数百种"入侵者"的进入。

1995年马西来到我们医院时，我们实验室的研究主要集中在杀伤性T细胞在对抗HIV中的作用上。当时我们猜测，如果马西的免疫系统真能控制HIV感染，那他的杀伤性T细胞可能具有非常强大的杀伤功能。我们邀请马西成为一名受试者，参与当时的一项研究。结果，我们很快就发现，在我们见过的感染者中，马西的杀伤性T细胞对HIV病毒的杀伤功能是最强的。换句话说，他的身体里有一支专门对付HIV的"兵团"，这与我们的猜测是相符的。但是，其他一些HIV检测呈阳性的男女患者有时也有很强的杀伤性T细胞反应，可仍会发展成艾滋病，就像他们虽然拥有一大群"士兵"，但这些"士兵"并没有好好打仗一样。

根据上述结果，我们提出了第二种假设：马西的杀伤性T细胞之所以功能强大，可能是因为他的辅助性T细胞也能很好地发挥作用，给杀伤性T细胞下达恰当的命令。换句话说，在马西的免疫系统内，"将军"和"士兵"都受过良好训练，作战能力很强。

巧合的是，20世纪80年代中期，当我的科研生涯刚刚起步时，我承担的首个研究项目，就是弄清楚辅助性T细胞是通过哪些步骤来调控免疫反应来对抗HIV的。我和同事分析了数十位艾滋病患者的血液样本，希望找到辅助性T细胞仍在指挥免疫系统发动反攻的证据。但是，即便经过几个月的努力，我们仍一无所获。免疫系统似乎无法产生这样高强度的免疫反应来抵抗病毒。实际上，缺乏专门针对HIV的辅助性T细胞，正是HIV感染者免疫系统的致命弱点。

但是，马西没有发展成为艾滋病，他成功地控制住了HIV病毒。我们决定再像10年前那样，对马西展开研究。这次，我们的初步研究结果就明确证实了如果免疫系统确实能控制HIV感染，患者体内会有怎样的情况——和我们预测的一样，马西体内有大量的辅助性T细胞专门调控对抗HIV的免疫反应。1997年，我们在《科学》杂志上发表了研究结果。我们认为，在HIV感染者体内，辅助性T细胞有时是可以对HIV做出有效反应的，这一发现从根本上改变了我们对HIV的认识。经过长时间研究，我们终于证明，在某些情况下，在对抗HIV这种已夺走全球数百万人生命的病毒的战役中，我们的免疫系统是有可能占据上风的。

前路不明

杀伤性T细胞能否发挥作用取决于是否有辅助性T细胞的调控，我们的这一发现和科学上的其他发现一样，为我们提出了更多的问题。比如，马西体内的病毒被完全清除了吗？答案是否定的，因为我们依然能从他的血液中检测到病毒。马西的HIV会传染给其他人吗？我们不能确定，但这种可能是有的，这个问题对他的妻子尤其重要（他们最终还是生了一个女儿）。马西的免疫系统会不会得到增强，可以抵抗其他病毒的入侵？答案令人遗憾——马西也感染了丙型肝炎病毒（HCV），这是他接受输血的又一个后果，而且他的身体完全无法控制HCV。（后来马西成功地进行了肝脏移植，这不仅治好了他的丙肝感染，也让他摆脱了血友病——新肝脏可以产生必要的凝血因子。）

我们猜测，在感染初期，人体的确会产生针对HIV的辅助性T细胞，但这些经过专门训练的"将军"们却被定向清除了。如果真是这样，那么在HIV感染早期就用一种新的联合用药疗法进行强效治疗，完全抑制HIV的复制，应该就能保护初期感染者的辅助性T细胞。战争刚一开始，就给予"敌人"强力打击，这种方式应该能让免疫系统迅速占得上风，有效控制住HIV，就像马西体内的那种天然机制一样。我们对几十个自愿者进行的临床试验显示，早期治疗可以使血液中HIV的数量迅速降至检测不到的水平，几周内，辅助性T细胞就会自发地大量产生，调控杀伤性T细胞对抗HIV。换句话说，其实每个人的免疫系统都能产生针对HIV的辅助性T细胞，只是这些细胞一产生就被清除了。

不幸的是，这种新建立起来的保护机制，无法对病毒产生像马西那样持久的控制力。作为临床试验的后续部分，我们终止了一些感染者（已签署知情同意书，也得到了伦理委员会的同意）的治疗。结果发现，在停止治疗一年多之后，大部分感染者血液中的HIV数量都开始逐步上升，我们不得不重新开始对这些感染者进行药物治疗。2000年，我们将研究结果发表在了《自然》（*Nature*）杂志上。这一结果表明，提高感染者控制HIV感染的能力——至少暂时性地提高——是可能的。而且，马西控制HIV感染的机制，也可以"搬到"其他感染者身上。

怎样使免疫保护持续更长的时间，更接近非凡控制者的水平？到此，我们已经了解了免疫机制中辅助性T细胞和杀伤性T细胞的作用，接下来还需要更深入地研究免疫系统，彻底弄清楚在对抗HIV的过程中，非凡控制者的免疫机制与上述试验中的自愿者到底有何不同。

曙光初现

我们对HIV免疫控制的研究幸运地得到了多方面的支持。20世纪90年代，我有幸在一场宴会上认识了两个人，一个是后来的哈佛大学校长劳伦斯·萨莫斯（Lawrence Summers），另一个是马西在普林斯顿大学的校友埃里克·兰德（Eric Lander）。前者在发展哈佛大学的全球公共卫生事业，而后者则擅长将最新的遗传学研究成果应用于医学之中。兰德是哈佛大学和麻省理工学院共同创办的博德研究所（Broad Institute）的主管。我一直很想见他，因为他们的技术可以为艾滋病研究提供新的途径和方法。

由于我们三人都认识马西，因此在那天晚上，当我们和萨莫斯在他家旁边的小道上散步时，我们的话题就是从马西延伸开来的。兰德提出，通过比对不同人的DNA差异，特别是单个核苷酸的变异（single-nucleotide polymorphisms，SNP，即单核苷酸多态性），也许能弄清楚遗传因素对疾病的影响。SNP可以充当指示器，或者说标志物，让我们知道在马西这类患者的基因组中，是哪些基因让HIV感染对人体的伤害降到最低。如果我们能找到一种与控制HIV感染相关的独特SNP模式，就可能找到人体内对付HIV的基因——如果它们确实存在的话。要做这些研究，我们需要很多非凡控制者和艾滋病患者的唾液或血液样本，然后从这些样本中提取出DNA。我们至少需要大约1000个非凡控制者和2000个艾滋病患者，每份样本需要分析100万个SNP，这样才能得到足够的统计数据。

从大量艾滋病病人身上获得DNA问题不大，但是，很难找到足够多的非凡控制者。当时，我们和其他研究人员只听说过少量非凡控制者，要找到1000个这样的人，难度堪比登天。

就在那时，我受邀参加一个在纽约市举办的演讲，参会的有300多名医疗保健从业者，他们都有着丰富的服务艾滋病病人的经验。根据主办方的安排，我演讲的内容是HIV导致艾滋病机制的最新发现。讲课过程中，我提到了马西——当时他感染HIV已经25年，从未接受治疗，他体内的辅助性T细胞处于正常水平，血液中的病毒少到几乎检测不出。（那时HIV检测技术已经非常灵敏，每毫升血液中低至50个病毒都能检测出来，但马西血液中的病毒浓度比这还低。）就在这时，我灵机一动，问在座的这些医生和护士，他们是否也遇到过类似的案例，并请他们举手示意。

现场超过一半的人都举起了手，这一情景让我高兴得几乎控制不住自己。我们要找的这1000个非凡控制者有着落了。仅仅通过在场人员，我们就能找到200个非凡控制者；如果我们走遍全美，直接去拜访各地的私人诊所，请他们把非凡控制者介绍给我们，那么就能很容易地找到足够数量的非凡控制者，然后开展有统计学意义的研究，确定是否有某些遗传变异能够增强或削弱人体免疫系统，使HIV永久性地停滞下来，不会发展成艾滋病。

非凡控制者如何抵抗HIV

完善人体防御系统

与大部分感染者（上图）不同，一小部分感染者（下图）自己就能将HIV控制到检测不出的水平，因为这些感染者的免疫系统能够识别并且清除被感染的人体细胞。

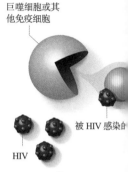

❶ 感染早期，吞噬细胞（巨噬细胞）吞噬被HIV感染的、正在制造病毒的细胞。

巨噬细胞或其他免疫细胞

被 HIV 感染的

HIV

人体对HIV通常的反应

对于大部分感染者而言，受到HIV感染后，人体免疫系统会和入侵的病毒展开持久战，前几轮较量免疫系统还能战胜病毒，但是久而久之，免疫系统就处于下风，最后被彻底击溃。

顶峰效应

非凡控制者的免疫反应和其他人是一样的，但免疫系统更加有效。这一非同寻常的"有效"使得免疫系统的其他部分免受病毒损害。

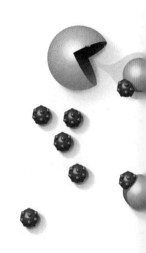

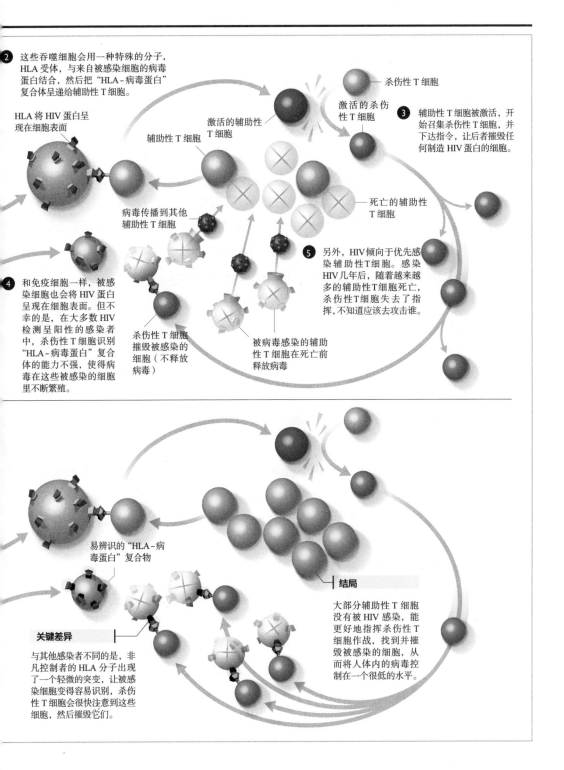

② 这些吞噬细胞会用一种特殊的分子，HLA 受体，与来自被感染细胞的病毒蛋白结合，然后把"HLA-病毒蛋白"复合体呈递给辅助性 T 细胞。

HLA 将 HIV 蛋白呈现在细胞表面

激活的辅助性 T 细胞

辅助性 T 细胞

病毒传播到其他辅助性 T 细胞

杀伤性 T 细胞

激活的杀伤性 T 细胞

③ 辅助性 T 细胞被激活，开始召集杀伤性 T 细胞，并下达指令，让后者摧毁任何制造 HIV 蛋白的细胞。

死亡的辅助性 T 细胞

⑤ 另外，HIV 倾向于优先感染辅助性 T 细胞。感染 HIV 几年后，随着越来越多的辅助性 T 细胞死亡，杀伤性 T 细胞失去了指挥，不知道应该去攻击谁。

④ 和免疫细胞一样，被感染细胞也会将 HIV 蛋白呈现在细胞表面。但不幸的是，在大多数 HIV 检测呈阳性的感染者中，杀伤性 T 细胞识别"HLA-病毒蛋白"复合体的能力不强，使得病毒在这些被感染的细胞里不断繁殖。

杀伤性 T 细胞摧毁被感染的细胞（不释放病毒）

被病毒感染的辅助性 T 细胞在死亡前释放病毒

易辨识的"HLA-病毒蛋白"复合物

关键差异

与其他感染者不同的是，非凡控制者的 HLA 分子出现了一个轻微的突变，让被感染细胞变得容易识别，杀伤性 T 细胞会很快注意到这些细胞，然后摧毁它们。

结局

大部分辅助性 T 细胞没有被 HIV 感染，能更好地指挥杀伤性 T 细胞作战，找到并摧毁被感染的细胞，从而将人体内的病毒控制在一个很低的水平。

157

麻省总医院赞成我们做这样的研究，但是我们很快又遇到了另一个难题。我们向许多机构申请经费，都无果而终。他们似乎都认为，我们的研究方向不够明确——确实，连我们自己都不知道我们能找到什么，成功的希望看起来很渺茫。

幸运的是，正当我对此感到一筹莫展时，我结识了马克·施瓦茨（Mark Schwartz）——高盛公司（Goldman Sachs）分管亚太业务的总裁。他和夫人丽莎正在资助哈佛大学及麻省总医院在非洲的艾滋病干预项目，希望能阻止艾滋病在非洲的肆虐。我向施瓦茨介绍了我们关于HIV非凡控制者的研究计划，并讲述了我们所遇到的困难。施瓦茨当即表示，对我们的研究兴趣浓厚，并向我们的研究小组提供了长达五年、总计250万美元的资助。我们将这笔经费用于招募HIV感染者。通过这些感染者的加入，我们希望能说服其他机构投入资金，帮助我们分析这些感染者的基因。

研究项目立即启动。我们联系了全美各地主要的艾滋病医生和护士，甚至从欧洲、亚洲、澳大利亚和南非收集了一些HIV感染者的DNA样本。我们本来想把非洲的非凡控制者也纳入研究中，但由于在当时，非洲很多国家都还没有把血液中的病毒纳入常规检测，因而很难找到那些非凡控制者。为了找到这些人，哈佛大学医学院的医学专家弗洛伦西亚·佩雷拉（Florencia Pereyra）在几位助手（最开始只有一位，后来变成两位，最后有三位）的帮助下，组织起了一场非常艰苦的招募。比尔-梅琳达·盖茨基金会（Bill & Melinda Gates Foundation）也慷慨解囊，向我们提供了多达2000万美元的经费，支持我们完成研究工作。

处理和分析数据的工作几乎花费了与样本收集同样长的时间。我们一共招募了974位HIV非凡控制者和2648位正在向艾滋病发展的感染者，对于他们中的每一个人，我们都通过自动芯片分析系统分析了130万个SNP。然后，我们利用博德研究所庞大的计算机系统，比对两组人群的基因分析数据。计算分析则由该研究所的遗传学家保罗·德巴克博士（Paul de Bakker）负责。

到2009年，我们的研究有了初步结果，在人类基因组冗长的30亿个碱基对中，我们发现有300多个SNP，在非凡控制者和极易发展为艾滋病的感染者间存在着显著差别。进一步分析后，我们找到了四个各自独立的与控制HIV感染都有明显关系的SNP。这四个SNP全部位于第六号染色体上，而这条染色体上的许多基因都能影响免疫功能。但是，我们仍不能确定，具体哪个基因或者哪几个基因是最重要的，也不知道为什么它们会很重要。

还好，我们至少知道在哪里寻找答案。我们的下一步工作就是根据那四个SNP，找到六号染色体上的那段重要区域，然后对该区域进行测序。尽管没有经费支持我们做这项额外的细致研究，但一位出色的医学专业学生贾小明（音译，Xiaoming Jia）帮我们解决了这个问题，他利用来自其他大规模基因研究的大量数据，设计出了一个计算机算法。通过综合每个感染者的SNP数据，他可以准确推断出染色体这一区域的DNA核苷酸序列，以及这段DNA序列所编码蛋白质的氨基酸序列。

贾小明的这种新方法就像一台高倍显微镜，通过他的分析，我们眼前的图像豁然清晰起来。

为了研究非凡控制者控制HIV感染的机制，我们对每个非凡控制者，都会分析130万个DNA序列。
↓
和普通感染者相比，非凡控制者有300多个基因片段明显不同。
↓
通过进一步研究，我们将目标集中在四个各自独立的关键突变上。
↓
最终，我们通过分析发现，一个关键蛋白的突变赋予了非凡控制者控制HIV感染的能力。

非凡控制者与其他感染者之间的最大差异在于氨基酸序列的一个改变，就是这个变化，导致HLA受体上的一个沟状结构有所不同。HLA通常位于受感染细胞表面，它呈现给其他免疫细胞的HIV蛋白，正是结合在这个沟状结构上。在非凡控制者体内，HLA与HIV蛋白在受感染细胞上形成的复合物，很容易被杀伤性T细胞"看见"，因而这样的感染细胞会立即被杀伤性T细胞消灭。这就好比一个工厂的工人，想向外界传递消息，告诉大家工厂已被恐怖分子劫持，用来制造炸弹。于是他把自己的手和炸弹零件涂成亮黄色，然后伸出窗外，不断挥舞，吸引路人的注意。他的行为会引起人们注意，当局知道这里发生了恶性事件，就会派人前来消除威胁。

这便是马西和其他非凡控制者能控制HIV感染，多年来一直保持健康的原因中非常重要的一环。HIV感染初期，他们的免疫系统仍然保留了一些健康的专门针对HIV的辅助性T细胞，它们会给刚激活的杀伤性T细胞发出重要指令。而这些"免疫士兵"收到指令后，能迅速找到并摧毁被感染的人体细胞，因为在被感染的细胞上的HLA分子能非常明确地告诉"免疫士兵"，这里存在入侵者。但在其他大多数感染者中，HLA都做不到这一点。

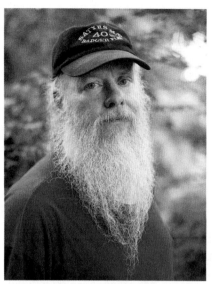

天生具有抵抗力的史蒂文·穆恩奇（Steven Muench）已经感染HIV 35年了，他从来没有用过抗病毒药物，不过最近10年，他的病毒水平略有上升。

结果，这些效率很高的杀伤性T细胞保护了残余的辅助性T细胞，让它们免受HIV病毒感染，这就使得免疫系统可以持续对抗HIV，直到这些入侵者不能作恶。我们这项看似希望渺茫的研究，最初连一个清晰的假说都没有，但依靠来自全球的300多位研究人员的合作，终于揭示出了非凡控制者能长期控制HIV的遗传基础——让HIV感染者走向不同人生结局的，竟然是那个小小的HLA分子。

我们的研究成果发表在了2010年《科学》杂志上，而它又为我们带来了新的问题：我们如何在其他HIV感染者中复制非凡控制者的免疫反应呢？另外，我们也打算从诱导辅助性T细胞和杀伤性T细胞做出合理应答开始，弄清楚如何微调人体的防御系统以对抗特定的疾病。

免疫系统的各个部分即使不是最完美的搭档，也能长期很好地配合，共同对抗疾病。显然，我们还有很多东西需要了解，但我们希望可以尽快修补免疫系统的缺陷。

扩展阅读

The Major Genetic Determinants of HIV-1 Control Affect HLA Class I Peptide Presentation. International HIV Controllers Study in *Science*, Vol. 330, pages 1551–1557; December 10, 2010. www.ncbi.nlm.nih.gov/pmc/articles/PMC3235490

Immunogenetics of Spontaneous Control of HIV. Mary Carrington and Bruce D. Walker in *Annual Review of Medicine*, Vol. 63, pages 131–145; February 2012. www.ncbi.nlm.nih.gov/pubmed/22248321

A Song in the Night: A Memoir of Resilience. Bob Massie. Nan A. Talese, 2012.

培养皿
长出视网膜

科学家们在培养皿中利用"悬浮培养"技术，诱导干细胞自发形成了结构完整的视网膜。这为很多眼疾患者带来希望。（原载于《科学美国人》中文版《环球科学》2012年第12期。）

撰文 /世井芳树（Yoshiki Sasai）

翻译 /冷颖琳

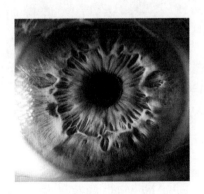

精彩速览

　　人体的所有器官都是由干细胞分化发育而成的，这个神秘的过程一直让科学界着迷。

　　日本一个顶尖的科研团队在他们的培养皿中展示了人和小鼠视网膜的生长过程。

　　这项研究有助于人们更好地理解大脑的发育，并开发治疗眼部疾患的终极方法。

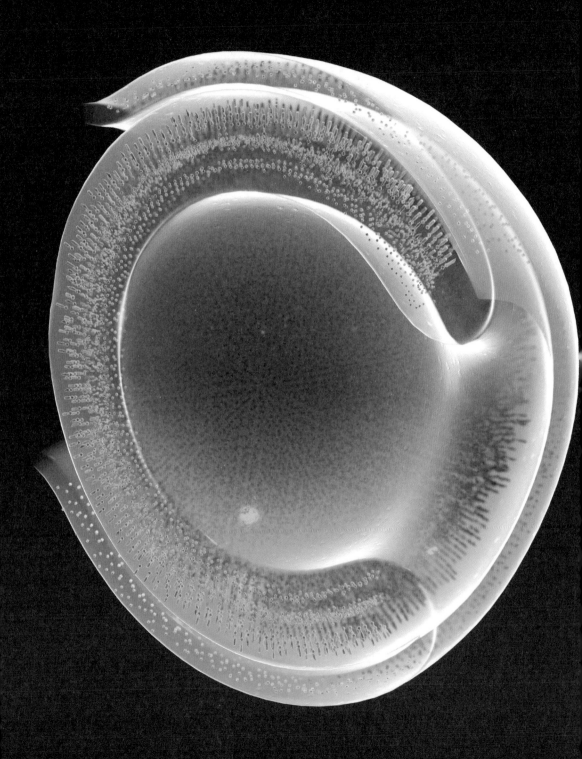

制图 布莱恩·克里斯蒂（Bryan Christie）

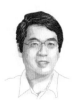

世井芳树是日本理化研究所发育生物学中心（RIKEN Center for Developmental Biology）器官发生和神经发生研究小组的负责人，毕业于京都大学医学研究生院，获得医学学位和分子神经生物学博士学位。

在子宫里，一团相同的细胞分化成各种不同的类型，最终形成高度有序的结构，组成人体的全副器官。这个过程依照内在的"生物学蓝图"有条不紊地进行，它引导组织产生折叠、皱褶，精确形成适当的外形和大小。

科学家很熟悉这个由简单到复杂的进程，他们一直在思索胚胎发育的机制，暗自惊叹它的奥妙，又渴望在实验台上重演胚胎的早期发育阶段——既为了更好地理解其中的生物学机制，也为了将这些信息应用于修复和替代受损组织。这个时刻或许已到来了。解密发育奥妙的工作最近取得了不少成就，体外培养的替代器官有望在10年内就进入手术室。

我之所以做出如此乐观的预测，是因为我的实验室近来在干细胞研究上取得了一些成果。干细胞会分化成其他类型的细胞。我们发现，即使在体外培养的环境下，干细胞也可以分化形成眼球中的关键结构之一——视网膜。视网膜把来自外部世界的光信号，转换成电信号和化学信号，继而传递给大脑的其他部位。此外，我和同事还培植出了皮层组织，以及垂体的一部分。利用对人体固有的信号传导系统的深入认识，我们对培养皿中的一层相互分离的细胞进行诱导，让它们形成了一种轮廓分明的三维结构。其实，这些细胞收到我们"输入"的化学信号后，自己就会行动起来，开始建造视网膜。这一研究成果让很多人看到了希望——这种方法制备的视网膜组织可以用于治疗黄斑变性等多种眼疾。

眼睛的形成

由一小块胚胎组织发育成眼睛，会经历如下步骤：内部的神经上皮层向外凸起，形成视泡（第9天）；凸起部分的外层向内凹陷（第9.5天），晶状体泡随之形成（第10天）；视泡的一部分发生折叠，形成视杯，与晶状体泡共同形成视网膜、视神经及最外部的晶状体（第10.5天）。视网膜包括三个不同的细胞层：视杆和视锥细胞，水平、双极和无长突细胞，视神经节细胞。

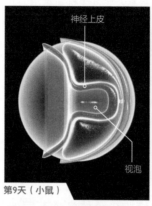

第9天（小鼠）

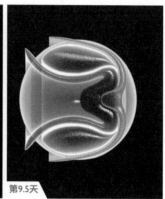

第9.5天

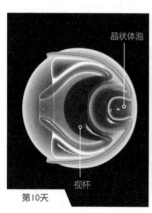

第10天

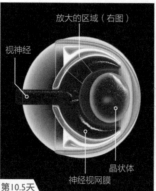

第10.5天

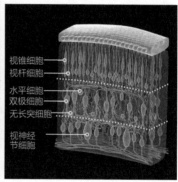

培养皿中的奇迹

刚开始尝试"培养"视网膜时，我们实验室还在探讨视网膜形成的一些基本问题。我们知道，视网膜是从胎儿大脑中名为"间脑"（diencephalon）的那一部分发育而来的。在胚胎发育的早期阶段，间脑的一部分会扩展，形成气球状的视泡（optic vesicle），后者再向内凹陷，形成视杯（optic cup）；视杯进一步形变，最终成为视网膜。

一个多世纪以来，生物学家一直就视杯形成的精确机制争论不休，直到今天，研究大脑发育的科学家仍然各执一词。其中一个较有争议的问题是，在视杯形成过程中，与之相邻的一些结构，如晶状体和角膜起了什么作用。有些科学家认为，视网膜向内凹陷，是因为受到了晶状体的物理推力作用；也有科学家认为，视杯不必借助晶状体的作用就可以自己形成。

要想在活着的、正在发育中的动物身上观察这一现象绝非易事，因此大约在10年前，我的研究团队决定做一次尝试，看能不能把眼睛的发育过程"提取"出来。具体做法是，先在培养皿中培养胚胎干细胞，然后加入眼睛发育所需的化学物质，观察培养皿中发生的情况。从发育程度上来说，胚胎干细胞是最原始的干细胞，最终可以分化成从神经到肌肉的各种组织。

当时，把干细胞体外培育成器官的技术尚不存在。人们曾把相互分离的干细胞"播种"在膀胱或食管形状的人工骨架上，试图搭建出新的器官。这类组织工程学技术在培植真实器官方面并不是很成功。

因此，我们决定另辟蹊径。在正式动手之前，我们做了一些准备工作。2000年，我们发明了一种细胞培养方法，可以把小鼠的胚胎干细胞转变成多种神经细胞。随后，我们在培养皿中培养了一层小鼠胚胎干细胞，并加入一些可充当"传递员"的细胞——这些细胞会向胚胎干细胞传递化学信号，促使它发育、分化，脱离胚胎状态。我们培养这些细胞的目的，并不是要复制某个人体器官的三维结构，而是想看看，仅用细胞自身的化学信号，是否足以让胚胎干细胞形成眼睛发育早期所独有的神经细胞。

起初，我们没有获得多大的成功，但在2005年，我们在技术上取得了突破。以前，我们在培养干细胞时，细胞只能平铺在培养皿上。后来，我们突破了"二维限制"，可以让干细胞悬浮在培养液中，这就是"悬浮培养"。我们采用这种三维培养技术的原因有很多。首先，在悬浮培养中，细胞聚集时本身就会形成三维结构，因此在产生复杂组织时，会比平铺的细胞层更容易；其次，为了发育成复杂的结构，细胞之间需要相互交流，而三维培养更适于促进这样的交流，因为细胞之间可以更加灵活地发生相互作用。

使用这种新方法，我们把相互分离的胚胎干细胞悬浮在液体培养基中，然后注入多孔培养皿的小孔中（每个小孔只有微量的培养基，含大约3000个胚胎干细胞）。我们发现，原本分开的胚胎干细胞开始聚集在一起。

随后，就可以诱导这些微小的细胞聚集体，让它们全部分化为一种神经前体细胞（neural progenitor）——这类细胞通常存在于大脑前部。然后，这些细胞开始相互发送信号，经过三四天的时间，它们便自发组织成中空的由单层神经上皮细胞构成的球体（神经上皮细胞即神经干细胞，由前体细胞分化而来）。我们把这种形成单细胞层的方法称为SFEBq培养法，即"胚状体样聚集体的快速再聚集无血清悬浮培养法"（serum-free floating culture of embryoid body-like aggregate with quick reaggregation）。

在胚胎中，神经上皮细胞接收来自细胞外的化学信号，最终形成特异的大脑组织结构。在这些化学信号中，有一种信号可触发间脑的发育，形成视网膜和下丘脑（控制食欲和其他许多基本生理功能的脑区）。成功地使胚胎干细胞形成球体之后，我们开始尝试诱导这些细胞分化成视网膜前体细胞——成熟视网膜细胞的前体。我们向SFEBq培养体系中加入了一系列蛋白质。在胚胎中，这些蛋白的作用正是诱导视网膜前体细胞的产生。

研究成果

培养皿中的眼睛

在培养皿中诱导胚胎干细胞形成视网膜的过程，简要地再现了胚胎中眼睛发育的主要步骤。这项技术对基础研究的价值不可估量，同时有助于开发一些疗法，帮助视力减退的患者恢复视力。如下图所示，在加

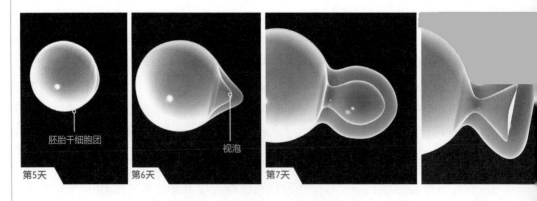

胚胎干细胞团

视泡

第5天　　第6天　　第7天

当这些细胞球体在悬浮培养基中持续数天之后，视网膜上皮组织自发地向外突出，形成视泡样的结构。然后，突起的上皮细胞部分开始内陷，形成酒杯状结构，很像胚胎中眼睛的视杯。与活体动物中一样，这个源自胚胎干细胞的视杯也由内外两层组成：外壁是上皮层，内壁便是视网膜。

换句话说，在培养皿中，原本分开的干细胞组成的聚集体，自动形成了有序的结构——真是名副其实的"eye-popping"。（这个词有双关含义，从字面上理解，就是"眼睛出现"，而这个词本身的含义是"使人瞠目的"。）与胚胎中不同的是，培养皿中并没有晶状体和角膜。这一发现清楚地回答了那个存在已久的问题：原始视网膜的形成，是否需要邻近的晶状体等组织施加外部作用力。至少在体外，视网膜的形成是一个基于细胞内部程序的自发现象。

眼睛发育的再现

培养皿中的发育过程继续进行着，就像我们在胚胎发育中所看到的一样。我们

入名为生长因子的分子之后，胚胎干细胞开始聚集；大约5天后，开始形成最原始的视泡。及至第7天，视泡向外凸出；几天后，该结构内陷，形成视杯；到第24天，视网膜的所有层次初具雏形。

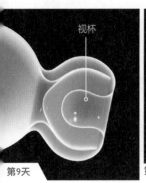

视杯

第9天

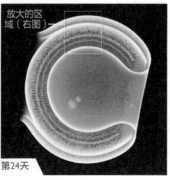

放大的区域（右图）

第24天

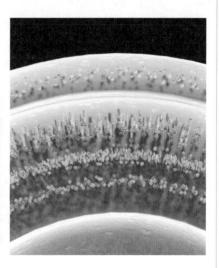

让视杯留在悬浮培养体系中，两个星期后，组织的直径长到了大约两毫米，而且与胚胎中一样，单层的视网膜上皮也演变成了层级结构，含有所有六种可在初生婴儿的眼睛中检测到的细胞。

这一层级结构的外层是光感受器细胞层，最内层是神经节细胞。神经节细胞在机体中的作用是连接视网膜与大脑。与真实视网膜相同，在内外两层之间是几层连接层，由中间神经元（interneuron）构成。与此前一样，多层结构的出现也是依照内在程序完成，这个程序会决定应该产生什么细胞，它们应该被安排在三维空间的什么位置。

我们的工作仍未结束。视杯究竟如何形成，一团细胞究竟如何产生规整的结构，这些问题仍然存在。由同一物质构成的团块自发产生复杂形状，这一过程被称为对称性破缺（symmetry breaking），贯穿整个胚胎发育过程。如果没有对称性破缺，受精卵重复进行细胞分裂只会产生一团未分化的细胞，发育过程会止步不前。我们的自组织胚胎干细胞培养体系似乎可以作为一个理想的实验平台，来研究哺乳动物胚胎形成过程中的这些玄妙机制。

另一个尚未得到答案的问题是，单层的视网膜上皮到底是怎么演变成视杯形状的。总的来说，机械力和组织的刚性控制着上皮组织的形变。通过在体外测定视杯形成过程中上皮组织不同部分的受力方向和组织刚性，我们发现，形成这一结构需要三个步骤。在这一过程中，视网膜的刚性减弱，柔韧性增加；同时，视网膜与上皮交界处的细胞变成楔形；最后，视网膜因快速扩展而内陷。这三个步骤对视杯的形成至关重要。实际上，当我们把这些与组织的机械性质有关的条件输入计算机模拟程序后，我们熟悉的酒杯形状出现了。

应用前景

听说我们的研究后，人们自然想知道，用小鼠胚胎干细胞所做的工作究竟能否给眼疾患者带来好处。在这个方向上，我们已取得了一些进展。值得一提的是，我的实验室最近刚刚在一篇文章中报道过，我们成功地使人类胚胎干细胞分化成视杯和多层神经组织。我们预计，同样的培养方法也可应用于人类的诱导性多功能干细胞（induced pluripotent stem cells，iPSCs）——成熟细胞受到特定刺激后，经过逆转的发育过程，可成为诱导性多功能干细胞，其行为与胚胎干细胞相似。我们还发明了更好的低温贮存方法，能在液氮中储存由人类胚胎细胞分化成的视网膜组织。

这些工作都将推动体外培养的视网膜组织应用于医学。例如，我们可以制造人工视网膜，帮助人们研究常见眼部疾病的病理机制，推动新药和基因疗法的研究，逆转视网膜病变。全世界有数百万人患有黄斑变性、视网膜色素变性和青光眼，这三种视网膜退行性疾病的患者也许都可以从我们的研究中获益。三种疾病中，发生病变的视网膜细胞层各不相同。在黄斑变性中，由于支撑组织"崩溃"，视网膜上皮层的完整性受到影响，光感受器细胞也发生退化，尤其是视网膜中心区域。在视网膜色素变性中，视杆细胞（光感受器细胞的一种）数量逐年减少，最初也是最常见的症状是"夜盲"，而后，患者会失去大部分视野，只剩下一小块中心视野。在青光眼病例中，受损的则是神经节细胞。这类细胞负责伸出视神经，把视网膜与大脑后部皮层上的视觉处理中心连接起来。

黄斑变性可能是这三种疾病中最容易用细胞替代疗法缓解的一种。使用传统培养方法和我们的新方法，人类胚胎干细胞和诱导性多功能干细胞都比较容易生成支撑组织的细胞，即视网膜色素上皮细胞，并可从培养基中直接提取出来。美国已开始用这种细胞进行早期小规模临床试验，其他国家也有类似的试验计划。在这些试验中，研究人员会用细针，将干细胞分化成的色素上皮细胞注射到色素上皮和光感受器细胞层之间，至少替代部分受损组织。

视网膜色素变性的细胞疗法尚需进一步改良才能应用于人类。与传统培养方法不同，我们的新技术可产生一层密集的视杆细胞，适于进行移植，但移植了这种细胞层之后，还需用其他关键手段来提高视力。光感受器细胞不同于简单的上皮支撑组织，需要被整合到眼睛的神经回路中；尤其重要的是，光感受器需与另一种感觉细胞——双极细胞——重新形成细胞连接，而我们尚不知道如何有效形成这种连接。若能成功移植光感受器细胞，将有望使视网膜色素变性患者恢复至少部分视力，甚至使晚期患者受益。

青光眼也许是这三种疾病中最难用细胞疗法治疗的。胚胎干细胞培养固然能够产生这种疗法所需的神经节细胞，但胎儿出生后，视神经的再生长便会受到抑制，迄今为止，人们还没有发现诱导其轴突与其他细胞重新连接的方法。（神经节细胞发出分支，形成视神经，向大脑传递信号，这些分支被称为轴突。）

比起现有的组织工程学技术（即将细胞安放到皮层或膀胱形状的骨架上），胚胎干细胞分化成的组织显然要好得多。作为研究者，我们必须谨慎而有耐心地揭示发育中的细胞所隐藏的奥秘——由单个细胞形成眼睛这样的复杂器官，究竟经历了怎样复杂的过程。

扩展阅读

Self-Organizing Optic-Cup Morphogenesis in Three-Dimensional Culture. Mototsugu Eiraku et. al. in *Nature*, Vol. 472, pages 51–56; April 7, 2011.
Embryonic Stem Cell Trials for Macular Degeneration: A Preliminary Report. Steven D. Schwartz et al. in *Lancet*, Vol. 379, No. 9817, pages 713–720; February 25, 2012.
Self-Formation of Optic Cups and Storable Stratified Neural Retina from Human ESCs. Tokushige Nakano et al. in *Cell Stem Cell*, Vol. 10, No. 6, pages 771–785; June 14, 2012.

用意识控制假肢

用意识直接控制假肢运动的技术日渐成熟。瘫痪的人们将能够通过大脑思维控制假肢，重新获得运动能力。这不仅是神经工程学领域的重大突破，更为有行动障碍的人们带来福音。（原载于《科学美国人》中文版《环球科学》2012年第10期。）

撰文 / 米格尔·尼科莱利斯（Miguel A. L. Nicolelis）

翻译 / 栾兴华

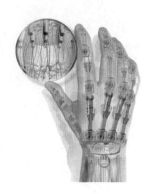

—— 精彩速览 ——

现在，人们可以用脑电波控制电脑光标、机器人的手臂。也许不久之后，会出现一套完整的"外骨骼"，帮助瘫痪的人重新行走。

把大脑皮层发出的信号传送至计算机，然后由计算机发出指令，使外骨骼动起来，是科学家近几年在生物电研究领域取得的一项重要进展。

如果可能，2014年巴西世界杯将会给大脑控制外骨骼的研究提供一个绝佳的试验场地——届时，一位残疾少年将在世界杯开幕式上开出第一脚球。

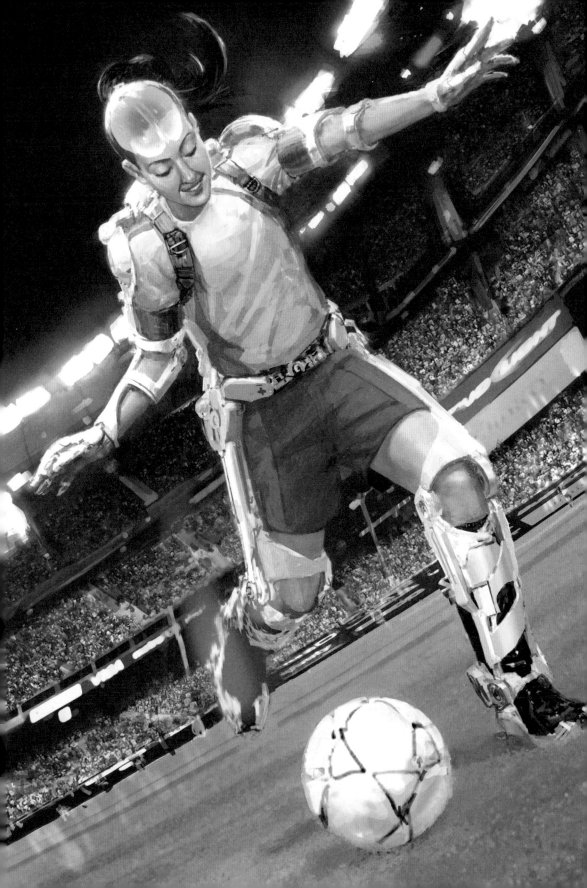

米格尔·尼科莱利斯是神经假肢领域的先驱，美国杜克大学医学院神经科学教授以及该校神经工程学中心主任。

2014年，在巴西世界杯的首场比赛里，吸引全世界数十亿观众目光的，也许不仅仅是巴西队的进球和罚下对手的红牌。那一天，美国杜克大学的专门研制用脑电波控制机械假肢技术的实验室，将与欧洲和巴西的同行一起，在瘫痪治疗史上树立一座新的里程碑。

如果我们挑战成功，那么在世界杯开幕式上为首场比赛开球的，将会是一位穿着机械外套的瘫痪少年。这件外套包裹在少年的双腿上，我们称之为"外骨骼"（exoskeleton）。这位少年背着一个背包，他（她）的大脑发出的行动信号，会被无线传输到背包内一台笔记本大小的计算机装置中，进而让瘫痪少年迈出具有历史意义的一步。这台计算机将把大脑电信号转换成数字化的行动指令，让外骨骼首先稳住少年的身体，然后引导机械腿在平整的草坪上协调地做着行走时的前后运动。当接近足球时，少年会想象着用脚去接触球，300毫秒之后，大脑信号就会命令外骨骼上的机械脚以巴西式的脚法，将球勾起，向上踢出。

这一革命性技术的科学展示，将给全球数十亿观众传递一个信息：大脑控制机器已不仅仅是实验室的演示和技术幻想，因外伤或疾患致残的残疾人，很可能再次获得行动能力。

未来10年，我们也许会研发出一种技术，将机械、电子或虚拟机器与大脑相连。这项能够恢复行动能力的技术，不仅给交通事故和战争受害者带来希望，也会使渐冻症（肌萎缩性脊髓侧索硬化症）、帕金森病和其他在伸肘、握拳、行动或语言上有运

用意识控制假肢

173

动障碍的患者获益。除了帮助残障人士,科学家还能用神经假肢装置(neuroprosthetic device,也称"脑 - 机交互设备")做更多的事,比如通过增强正常人的感知和运动能力,以一种革命性的方式去探索世界。

未来,人们或许可以用脑电波控制大大小小的机械装置,远距离遥控飞艇,甚至与他人分享思维和感觉,形成以大脑为基本单元的网络系统。

会思考的机器

尽管在2014年巴西世界杯的开幕式上,由哪位残疾患者身穿机械外套去开球还没有选定,但科学家已经开始研制适合患者穿着的轻便机器套装。慕尼黑工业大学的戈登·陈(Gordon Cheng)正致力于套装的设计,他是我的好朋友兼合作者,也是"重新行走项目"(Walk Again Project)的发起者之一。该项目是由杜克大学神经工程学中心、慕尼黑工业大学、洛桑联邦理工学院以及巴西埃德蒙与莉莉·萨夫拉纳塔尔国际神经科学研究所(Edmond and Lily Safra International Institute of Neuroscience of Natal)共同发起的非营利国际合作项目。在未来几个月内,一些新成员,包括世界上几个主要的研究机构和大学,也将陆续加入这个国际团队。

近20年来,杜克大学在脑 - 机交互设备上的开创性研究,为"重新行走项目"的发起奠定了基础。此项研究的开端可以追溯到20世纪60年代。当时,科学家们第一次尝试将动物大脑的神经信号输送至计算机,看看是否可以使计算机产生指令,驱动机械装置。

1990年至2010年间,我和杜克大学的同事共同创造了一种方法,将数百个发丝般细柔的传感器,即微细线(microwires),植入大鼠和猴子的大脑。过去20年中,我们已经证实,灵敏的微细线可以探测到额叶和顶叶皮层中,成百上千个神经元发出的微弱电信号(即动作电位),而额叶和顶叶皮层正是自主运动的主要控制脑区。

过去10年,研究人员一直在动物实验中,通过上述脑 - 机接口,利用大脑信号驱动机械臂、手和腿。去年,我们实验室终于取得了一个突破性进展:两只猴子学会了利用神经信号,控制电脑中的虚拟手臂去抓取虚拟物体。而更让我们感到惊喜的是,每只猴子的大脑都接收到了虚拟手臂在抓取虚拟物体时产生的触觉信号。利用计算机软件,我们可以训练动物,让它感觉用大脑直接控制的虚拟手指触摸的物体是什么样子。

现在，众多神经科学家、机器人学者、计算机专家、神经外科和康复科医生参与的"重新行走项目"，已经开始采用我们的研究成果，用以建立一种全新的训练和康复手段，教会严重瘫痪患者如何使用脑 - 机交互装置，重新获得全身运动的能力。实际上，在身穿机械外套的瘫痪患者出现在2014年世界杯开幕式上之前，科学家首先得在一间先进的虚拟现实房间——所谓的洞穴状自动虚拟环境（Cave Automatic Virtual Environment）中进行试验。这个房间的墙壁、地板和屋顶都会装上显示屏。参加这项研究的受试者会戴上3D眼镜和头罩，这种头罩可以通过脑电图和脑磁图，以无创的方式检测受试者的脑电波（由于是在测试第一代技术，受试者为体重较轻的青少年）。受试者在这些设备的帮助下会进入一个向四周延伸的虚拟环境中，学习如何通过意识来操控虚拟身体。虚拟身体的动作会逐渐变得复杂，最终可以完成一些精细的动作，比如在崎岖的路面上行走，或者打开一罐虚拟果冻。

探测神经元信号

操纵外骨骼不像控制虚拟身体那么容易，因此涉及的技术和相关训练会复杂一些。而且，必须把电极直接植入瘫痪患者的大脑中，才能控制机械假肢。在放置电极时，不仅要把电极植入颅骨下的脑组织内，而且还要能同时探测大脑皮层上的大量神经元。

运动皮层（位于额叶）是大脑内负责产生运动指令的区域，它发出的指令通常会传递到脊髓，控制和协调肌肉活动，因此很多电极都会植入运动皮层。（一些神经科学家认为，通过脑电图等无创手段来记录大脑活动，可以反映出意识和肌肉运动之间的对应关系，但目前这个想法还没有实现。）

我们小组的成员之一、杜克大学的加里·里修（Gary Lehew）设计了一种新的传感器：记录魔方（recording cube）。我们将它植入大脑后，便可探测大脑皮层中各个方向上的神经信号。先前的微电极阵列只有电极的尖端能记录神经元信号，而记录魔方可以沿着中轴，扩展出微细线，感知上下及周边的神经信号。

我们现在的记录魔方已经囊括了1000个有效的记录微细线。按照一个微细线至少记录4~6个神经元的信号来计算，每个魔方可以捕捉4000~6000个神经元的电信号。假如我们在负责高级运动和决策的额叶和顶叶皮质区，植入多个记录魔方，那么我们就能够同时获得上万个神经元的信号。根据我们的理论模型，这些应该可以产生足够的灵活性来操控外骨骼，赋予双腿活动能力，让瘫痪患者恢复自主运动。

为了处理来自传感器的海量数据，我们正在为瘫痪患者专门研制新一代神经芯片。这些芯片与微电极一同植入患者大脑后，就可以提取出控制全身外骨骼所需的初始运动指令。

当然，检测到的大脑信号还需要被传递给假肢。最近，刚从杜克大学毕业的蒂姆·汉森（Tim Hanson）博士设计了一个拥有128个频段的无线记录系统。这个系统配备有可植入颅骨内的传感器和芯片，可以把记录到的脑电波传送到远程接收器上。

第一代这类神经芯片正在猴子身上接受检验。实际上，我们最近已经目睹了第一只实验猴通过无线传输的大脑信号，全天候地操控脑 - 机交互装置。今年7月，我们已经向巴西政府提出申请，希望能在人体中开展类似试验。

将来，记录到的数据会通过无线装置，传输到瘫痪患者背包内的小型计算处理单元中。多个数字处理器将运行各种软件，把运动信号转换成数字命令，用以控制机械外套上的各个活动部位（即促动器）以及调整机械假肢位置和姿态的各种硬件装置。

来自大脑的指令

在数字指令的驱动下，穿着外骨骼的患者可以迈开步子，调节自身行进的速度，甚至可以屈膝、弯腰、爬楼梯。外骨骼的机电回路可以在不需要神经信号参与的情况下，自动对假肢的姿态进行一些简单的调整。

这种类似太空服的机械外套，不仅穿起来舒适灵活，还能支撑起穿着者的身体，替代脊柱的部分作用。通过充分利用源于大脑信号的控制指令和来自促动器的电子反馈，我们希望脑 - 机交互装置能让瘫痪患者在世界杯上，凭着自己的意志在球场上奔跑。

穿着机械外套的瘫痪患者不仅可以活动，还能感知脚下的地面。在外套上安装的微型传感器既能检测特定动作的力度，又能将信号反馈给大脑，它可以模拟出触觉和平衡感。这样一来，瘫痪患者就能感觉到脚趾与足球间的接触了。

我们对脑 - 机交互装置的研究已有10年，经验告诉我们：球员的身体一旦与外骨发生作用，大脑便会把这个机械外套当成球员身体的一部分。在训练中，球员不断地接触地面和感知机械腿的位置，逐渐积累起感觉经验，在球场或人行道上的步伐会越来越流畅。

在此项研究应用到人体之前，我们必须不断地在动物身上进行严格实验。此外，这项研究还必须通过巴西、美国和欧洲监管机构的严格审查，以符合科学性和医学伦理的要求。尽管时间紧张，并且可能存在各种不确定性，但这项研究里程碑性的首次公开展示，已经在巴西国内激起了公众对于科学研究史无前例的浓厚兴趣。

脑电波遥控机械装置

让一位瘫痪患者站在世界杯球场上开球（如果因为种种原因，我们错过了巴西世界杯，那么身穿机械外套的瘫痪球员的首次亮相，可能就是在其他的类似场合上，比如2016年里约热内卢的奥运会和残奥会），绝不会是一个噱头。我们从先前的猴子实验可以推测出这项技术的未来前景。猴子实验由两部分组成。早在2007年，杜克大学的研究小组便开始训练恒河猴在跑步机上直立行走，其间同步记录了200多个大脑皮层神经元的电活动。与此同时，戈登·陈在日本京都ATR智能机器人与通信实验室里，建立了一个极速互联网协议。通过该协议，我们可以把神经元数据直接传输给远在京都的人形机器设备CB1上的电子控制器。在这项实验的前半部分，我们与陈发现，此前开发的可把思维转化为指令，用以操控机械臂的软件算法，可以利用动物双足步行时的神经活动，驱使机械腿阔步行走。

实验的第二部分给我们带来了一个更大的惊喜。伊多亚（Idoya）是我们在北卡罗来纳州达勒姆的一只实验猴，我们让它在跑步机上行走，然后利用脑 - 机交互装置记录它的一连串大脑电活动，并通过互联网传递到日本京都的机器装置CB1。接收到这些行动指令后，CB1随即开始行走。起初，CB1还需要依赖一些腰部支撑，后来逐渐可以根据地球另一端的伊多亚发出的指令，来自动感应并调整自身平衡。

甚至，当跑步机停止，伊多亚也停止行走时，它看着视频画面上的CB1（图像是实时反馈过来的），想着CB1每一步应该怎么走，竟然也可以控制CB1的腿部运动。这也就是说，即使伊多亚不再执行行走试验，它仍可以发出让CB1行走的大脑信号。

这项横跨地球的脑 - 机交互试验说明，人类或者猿类即使远离现场，其大脑指令也可以超越空间和时间的物理极限，传递给人造设备，让设备产生运动行为。

上述试验也表明，通过脑-机交互装置，我们可以让机器人到达我们永远无法到达的地方：比如我们可以用意识操纵微型机器人，让它进入人体内，实施显微外科手术；或者让机器工人进入核反应堆，修复核电厂的泄漏之处。

此外，交互装置对力度的把握能力也要比人类优越：该用力的时候，它的力量可比人类大，而该轻的时候，它用的力又可比人类轻，因此有了这些装置，就可以打破人类在力量方面的天然限制。

猴子大脑与人形机器装置的连接，在时间上也不成问题：我们将伊多亚的大脑和人形机器装置连接后，结果发现仅需20毫秒，它的大脑信号就能传到地球另一边，这比它控制自己的肢体所花费的时间还短。

我们对未来怀着美好的愿景，猴子实验也给了我们成功的信心。在写这篇文章时，我们的人体试验方案已得到美国政府的高度赞赏和认可。今年7月，巴西政府已批准一位高位截瘫的年轻人参加2014年世界杯的开幕式。现在我们正期盼着，此项方案在掌控世界杯赛的国际足联（FIFA）那里也能通过。

虽然我们还面临重重困难——无论是来自政府的，还是来自科学上的，但在我脑海里，还是会不停地浮现出这样一个场景：30亿人共同见证一名瘫痪的巴西青年，凭借自己的意志力在绿茵场上重新站起来，迈出了虽然短暂但极具历史意义的一步。最终，他（她）踢出的那脚球，将会成为一个让人永世难忘的科学奇迹，成为那届世界杯最值得铭记的美丽画面之一。

扩展阅读

Controlling Robots with the Mind. Miguel A. L. Nicolelis and John K. Chapin in *Scientific American*, Vol. 287, No. 4, pages 46–53; October 2002.
Cortical Control of a Prosthetic Arm for Self Feeding. Meel Velliste et al. in *Nature*, Vol. 453, pages 1098–1101; June 19, 2008.
Beyond Boundaries: The New Neuroscience of Connecting Brains with Machines—and How It Will Change Our Lives. Miguel Nicolelis. St. Martin's Griffin, 2012.

简史

大脑控制假肢的研究之路

肢体替代技术已有数千年历史了，主要是解决战争性创伤、外伤或先天性缺陷的需要。现代技术更为精妙，我们通过大脑发出的电信号就可以操控假肢。

公元前 1500 ~ 1000 年
史上第一次记载
据印度古书记载，维士帕拉（Vishpala）在战斗中断了一条腿，她用一段铁棒代替，走回了她的军队中。

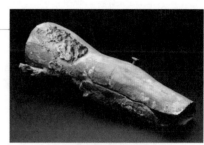

公元前 4 世纪
古老的假肢
1858 年在意大利南部发现的假肢，是目前发现年代最久远的假肢之一。该假肢制作于约公元前 300 年，由铜和木材组装而成，可以供膝以下截肢患者使用。

14 世纪
枪支和截肢术
随着火药在欧洲战场的应用，受伤士兵的人数也急剧增多。曾效力于几代法国国王的皇家外科医生安布鲁瓦斯·巴累（Ambroise Paré）发明了一种方法，可以接上断掉的上肢和下肢，并开始运用血管打结术来止血。

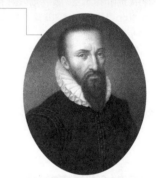

1861 ~ 1865 年
美国内战
美国内战期间，出现了大量截肢士兵，其中一位名为史蒂芬·迈克格罗蒂（Stephen Mcgroarty）的陆军准将，在内战期间失去了手臂。在迈克格罗蒂的时代，资金的大量投入和麻醉药物的使用，促进了假肢技术的发展。

1963 年
原始的脑 - 机接口
何塞·德尔加多（José Delgado）把一个无线电控制的电极，植入到牛脑深部的尾状核内，然后通过按住远程发射机上的按钮，来延缓牛的死亡时间。该装置是当代脑 - 机交互装置的前身。

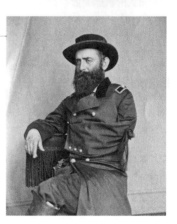

1969 年
开创性实验
华盛顿大学的艾伯哈德·菲尔兹（Eberhard Fetz）与同事共同完成了一项实验，即通过训练猴子来激发猴子大脑内的电信号，进而控制单个神经元的发放，并用金属微电极把神经元的活动完整地记录下来。

20 世纪 80 年代
"听取"脑电波
约翰斯·霍普金斯大学的阿波斯托洛斯·乔葛坡罗斯（Apostolos Georgopoulos）发现，恒河猴在某个特定方向旋转手臂时，运动神经元便会出现放电现象。

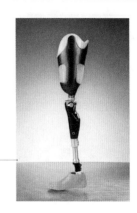

20 世纪 90 年代初
插入电极
现任职于纽约州立大学唐斯泰特医学中心（S.U.N.Y. Downstate University）的约翰·切宾（John Chapin）和米格尔·尼科莱利斯（本文作者）共同开发了一项技术，可以通过永久植入电极，同步记录分散的神经元信号。这为脑 - 机交互装置的研究铺平了道路。

1997 年
更好地移动
C - 膝关节假体（C-LEG KNEE PROSTHESIS）是由微处理器控制的，该项技术可以让使用者根据活动的需要来订制装置，如专门适于骑自行车的特定假肢。

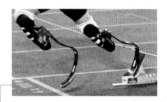

1999 ~ 2000 年
良好的反馈
切宾和尼科莱利斯的实验室，第一次描述了由大鼠大脑操纵的脑 - 机交互装置。在该实验中，大鼠通过反馈信号感知运动。次年，尼科莱利斯首次发表了猴子通过大脑活动控制机器人手臂运动的研究报告。

2008 ~ 2011 年
刀锋战士（BLADE RUNNER）
2008 年，一位被誉为"刀锋战士"的残疾运动员虽未能取得夏季奥运会的入场券，却横扫夏季残奥会。2011 年，在韩国大邱举行的国际田联世锦赛中，他进入了 400 米的半决赛。

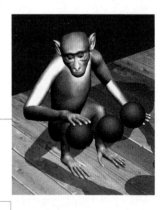

2011 年
猴子的意识与人形机器装置的行为
在杜克大学神经工程学中心，尼科莱利斯的团队研究证实，一个名为乙的猴子可以用意识操纵虚拟身体的运动。

2012 年
从大脑到机械手臂
布朗大学的约翰·多诺霍（John Donoghue）团队将芯片植入受试者大脑后，运用 BrainGate 神经中枢接口系统（BrainGate neural interface system），让受试者操纵机械手臂端杯畅饮。

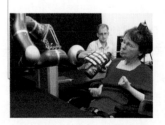

2014 年
机器侠的首演
尼科莱利斯实验室计划让一名残疾青少年穿上外骨骼，在巴西世界杯的首场比赛上开球。

打通大脑的药物通道

新的研究发现，血液与脑组织之间的血脑屏障并非一道密封的"砖墙"。弄清楚血脑屏障的开关机制，将有助于科学家开发新的药物或疗法，来治疗包括脑瘤在内的多种大脑疾病。（原载于《科学美国人》中文版《环球科学》2013年第7期。）

撰文 / 詹尼·因泰兰迪（Jeneen Interlandi）

翻译 / 于常海

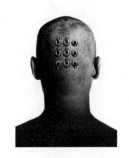

------------------| 精彩速览 |------------------

一个多世纪以来，科学家一直认为，血脑屏障是一道完全密封的"砖墙"。事实上，这道屏障是由普通血管形成的，只不过这些血管具有一种特殊的性质：血管内皮细胞连接得非常紧密，以至于只允许极少数物质穿过，进入脑组织。

血脑屏障是一个具有自主选择性的重要器官，通过细胞彼此之间的通信，来决定哪些分子可以通过，而哪些分子会被阻止。能够穿过血脑屏障的细胞比科学家之前所知道的多得多。

为了准确体现这一新认识，现在，科学家将血脑屏障称为"神经血管单元"。许多人认为，治疗一系列疾病的关键，都在于弄清楚血脑屏障的开关机制。

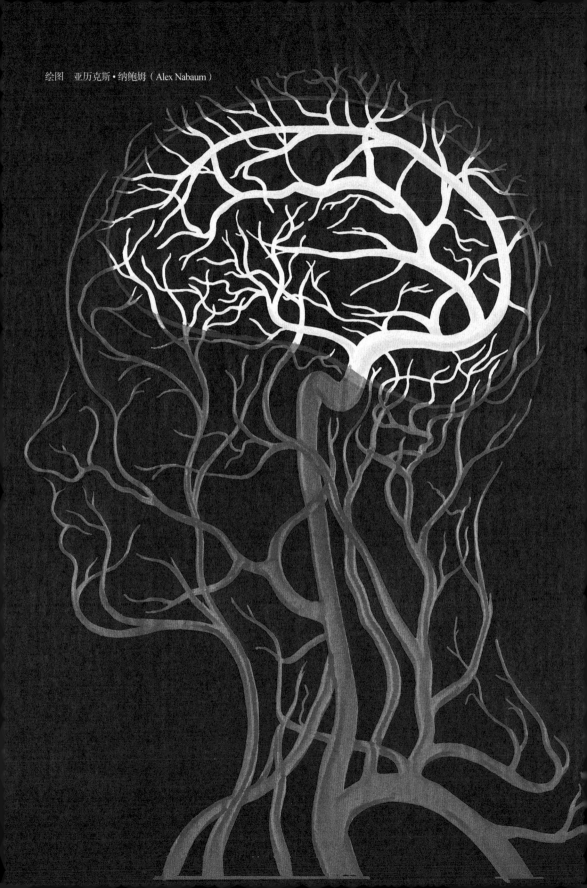

绘图　亚历克斯·纳鲍姆（Alex Nabaum）

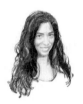

詹尼·因泰兰迪是美国纽约的一名自由科学记者。2012年，她以"尼曼学者"（Nieman Fellow）的身份，在哈佛大学研究科学与医学史。

19世纪晚期，保罗·埃尔利希（Paul Ehrlich）在进行一项著名的染色实验时，遇到了一个时至今日仍然困扰医学界的难题。在这项实验的引领下，埃尔利希找到了一种治疗梅毒的办法，并因此获得诺贝尔医学奖。埃尔利希把染料注入小鼠血液后，发现除脑组织以外，染料几乎渗入每一个器官。在显微镜下，肾脏、肺和心脏都清晰地呈现蓝紫色，唯独脑组织保持原有的浅黄白色。然而，当他的一名学生把同一染料直接注射到脑组织中时，却出现了截然相反的结果：脑组织被染成蓝色，而其他器官保持未着色状态。该学生认为，在脑组织和血液系统之间，明显存在一道"血脑屏障"（用德语表示，即Blut-Hirn-Schranke）。

直到半个世纪以后，当显微镜功能较埃尔利希时代提升了大约5000倍时，科学家才有能力确认该屏障的具体位置——原来是隐藏在脑血管中。人类大脑中这样的血管，总长度平均约400英里（1英里约等于1609.344米）。这些血管在大脑内蜿蜒盘旋、交错相连，构成连续不断的阵列和环状缠结，将人类大脑中约1000亿个神经元逐个包绕其中。这些血管壁都由内皮细胞（endothelial cells）构成。其实，人体所有脉管系统（vasculature，体内封闭式的循环管道系统，包括心血管系统和淋巴系统）的内壁都是由内皮细胞连接而成。但与身体其他部位相比，脑血管中内皮细胞之间的连接更紧密。这就可以解释，为什么不管是埃尔利希的染料，还是绝大多数现有的药物，都无法通过血液进入大脑。

但是，在科学家观察到这一屏障很久之前，医生们就已经对它持敬畏和躲避的态度了。正如美国明尼苏达大学的血管生物学家和血脑屏障专家莱斯特·德鲁斯（Lester Drewes）所说："多年来，我们认为它是一道'砖墙'，而且大家的共识是，它自有存在的道理，我们不应该试图去干扰这道屏障。"

这种共识已经改变了。如今，科学家已经认识到，这道"砖墙"其实是有活性的。这道屏障两侧（即血液中和脑组织中）的细胞，一直在相互交流、彼此影响。不仅如此，在内皮细胞的细胞膜上，还嵌有大量分子通道调控"交通"，在阻止某些物质通过的同时，也引导另一些物质通过。甚至长期以来被认为因体积过大而不能穿过屏障的白细胞，其实也能够越过屏障，游弋巡逻，防范入侵者。

科学家已经采用"神经血管单元"（neurovascular unit）这一概念，来更好地描述他们的研究发现：这一"单元"并不是由内皮细胞组成的一道"砖墙"，而是一种至关重要的器官，由多种不同类型的细胞组成，包括那些围绕在脑血管周围的细胞，它在发育、衰老和疾病等生命活动中发挥着重要作用。得益于显微镜技术的再次革新，科学家可以比以往任何时候都更密切、更清楚地观察这一器官。

突破屏障

在美国罗切斯特大学，麦肯·内德高（Maiken Nedergaard）通过双光子显微镜观察到的景象，比埃尔利希所能想象到的更生动、更令人惊奇。当然，与埃尔利希不同的是，内德高观察的是活的、还在呼吸的动物（确切地说是一只小鼠）的大脑。她将小鼠的部分颅骨移除，并将染料注射到循环系统中，由此实现了对血脑屏障的实时观察。她看到单个细胞正在穿过由单层内皮细胞组成的毛细血管壁，离开血液循环。在显微镜下观察到这样的过程，实在是令人震惊的壮举，那可是在大约20年前内德高刚开始她的科研生涯之时，当时人们普遍认为这一屏障是无法穿过的。

双光子显微镜是一种先进的成像技术，利用这种技术可以观察到皮层组织表面以下300微米内的部分。在双光子显微镜出现之前，研究人员并没有在埃尔利希研究结果的基础上做出太多突破；他们仅仅是应用传统显微镜，对死的组织切片进行观察。内德高说，从这类研究中，生物学家没有得到多少关于血脑屏障实际上如何发挥作用的信息。这是因为，血流对于脑和血脑屏障发挥特定功能非常重要——恰恰是"血流到底有多么重要"使得研究血脑屏障的科学家感到惊奇和兴奋。

例如，内德高及同事最近的一连串实验显示：当一簇神经元受到刺激时，周围血管的直径会增大，从而为这些神经元在开始放电的重要时刻，提供更多血液和营养物质。如果减缓刺激程度，血管就会收缩，营养物质的传输也会相应减少。德鲁斯说："这是一个动态调控的过程，真是令人难以置信。"

上述调控过程的复杂性同样令人难以置信。大脑中的毛细血管被星形胶质细胞（astrocyte）和周细胞（pericyte）包绕——这些细胞包裹了整个血管系统，并且似乎促进了血液、内皮细胞和神经元之间的通信交流。这些细胞同时也被其他细胞包绕。在这些细胞中，内德高最感兴趣的是小胶质细胞（microglial cell），这是一种常驻于中枢神经系统中的巨噬细胞，可以搜寻大脑和脊髓中的受损细胞和传染性病原体，进而将它们吞噬清除。科学家还发现，许多神经退行性疾病都与小胶质细胞的功能紊乱有关，包括阿尔茨海默病和帕金森病等。内德高猜测，小胶质细胞在这些疾病中发挥的作用，可能与它们不能很好地保护血脑屏障有关。

内德高推测，这是因为每当内皮细胞自然死亡或因受损而死亡时，必然会导致血脑屏障出现一个临时缺口。考虑到内皮细胞之间通过紧密连接（tight junction，指两个相邻细胞的细胞膜紧靠在一起，中间没有空隙，就像被焊接起来一样）而连成一体，如果只是通过依然存活的内皮细胞来愈合这个临时缺口，那么愈合速度必将十分缓慢。这种连接的存在也表明，在健康大脑中，一定有其他类型的细胞参与那些缺口的愈合。在一组实验中，内德高通过激光照射来破坏活体小鼠大脑中的毛细血管。她说，照射后10～20分钟内，小胶质细胞就已经完全包围了损伤区域。"它们以极其惊人的速度，包裹了受损的毛细血管。"内德高说。

目前，内德高的小组正在尝试证明小胶质细胞确实是第一线的"守护者"，就像急救队员一样，快速出现在"事故现场"，并暂时性关闭血脑屏障，直到受损的内皮细胞被修复或取代。内德高说："你可以想象，如果小胶质细胞无法正常工作，那些小缺口就无法及时修复，就可能导致神经退行性疾病的发生。"内德高的这一猜想，与其他许多致力于阐明血脑屏障在疾病中所发挥作用的假说一样，正在接受科学实验的检验。

以多发性硬化症（multiple sclerosis，缩写为MS）为例，这种疾病的典型症状包括发作性的肌无力疼痛、麻木以及视力障碍。很久之前，医生就已经清楚地知道MS是由于髓鞘（myelin）受到破坏而导致的。髓鞘就像包绕电话线的橡胶管一样，包绕着神经元轴突（传导神经信号的"导线"），并起到隔离轴突信号的作用。可是，为什么MS的症状是发作性地出现？又是什么因素诱发这些症状的发作？这些问题至今仍然没有明确的答案。越来越多的磁共振成像研究表明，血脑屏障的缺口可能会加速MS症状的发作。血脑屏障的异常开放使过多的白细胞穿过毛细血管进入大脑，并破坏髓鞘。根据最新的一些研究，科学家现在认为，高活性氧自由基可能损伤血脑屏障，从而使它变得脆弱，从本质上来讲就是使血脑屏障氧化"锈蚀"。因此，具有抗氧化活性的抗氧化剂可能会让血脑屏障更稳定。德鲁斯评论道："以前，我们总是认为MS是一种免疫系统疾病。如今，我们开始意识到，它可能是一种血脑屏障疾病。"

癫痫的情况似乎也一样。很早之前，医生和科学家就已经了解到，癫痫发作伴随着血脑屏障的暂时性破坏。但直到不久前，大多数人还都猜测血脑屏障的破坏是癫痫发作的结果，而不是其原因。不过这种观点已经开始改变。荷兰阿姆斯特丹大学研究癫痫的科研人员发现，人为破坏大鼠的血脑屏障，可以明显增加大鼠癫痫发作的次数。研究还发现，大鼠的血脑屏障受破坏程度越严重，它们出现癫痫的可能性就越大。美国克利夫兰医学中心主导了两项研究，一个是对猪的实验研究，另一个是对人体的观察研究。这两项研究也都发现，癫痫发作出现在血脑屏障遭到破坏之后，而不是在此之前。

其他科学家也已经发现了两种重要的血脑屏障蛋白，它们的功能障碍可能与阿尔茨海默病有关。其中一种被称为RAGE蛋白，负责引导β-淀粉样蛋白从血液中进入大脑；另一种被称为LRP1蛋白，负责把β-淀粉样蛋白从大脑中"逐出"。当这两种蛋白质之间的平衡被打乱时，即进入大脑的β-淀粉样蛋白太多，或被"逐出"大脑的β-淀粉样蛋白太少时，与阿尔茨海默病密切相关的大脑斑块就会出现。这个新发现虽然离临床应用还有很长的路要走，但至少给我们带来了一些希望：在小鼠实验中，研究人员通过阻断内皮细胞中可导致RAGE蛋白表达升高的基因的功能，就能够阻止β-淀粉样蛋白的积累。目前看来，抑制RAGE蛋白的药物（目前正在研发中）有可能在人体内发挥同样的功效。

当然，修复血脑屏障的漏洞，还只是我们所面临挑战的一半，另一半则是在血脑屏障中创建入口，以便某些药物可以通过。截至目前，医生至少发现了一种行之有效的创建入口的方法，而科学家也正在积极探索，寻找更多可能的方法。

芝麻开门

单就复杂性而言，血液和大脑之间的"交通"，其实遵循一些极其简单的规则。只有小于500 kDa（kilodalton，即千道尔顿；道尔顿是用来衡量原子或分子质量的单位，1道尔顿被定义为碳12原子质量的1/12）的化合物，才能顺利通过血脑屏障，例如大多数抗抑郁药物、抗精神病药物和助眠药物。有些化合物可以利用嵌入在血脑屏障中的通道，例如治疗帕金森病的药物左旋多巴（L-dopa）；还有些化合物本身是亲脂性的，这意味着它们具有脂质亲和力，可以结合并穿越脂质细胞膜，例如酒精、可卡因和海洛因。许多评估结果表明，98%的药物完全不能满足上述标准中的任意一条，这就意味着，这些药物完全不能通过或者只能极少量地通过血脑屏障，以至于在医学上发挥不了任何作用。

过去，人们尝试了许多办法，试图利用这些规则让药物通过血脑屏障，但全都失败了。例如，科学家曾尝试增加药物的脂溶性，使它们能够相对容易地穿透血脑屏障，但他们很快发现，这种策略有一些明显的缺陷。有些药物虽然能跨越血脑屏障，但很快就会被驱逐出来；另外一些药物则被困在细胞膜上，无法行使功能。同时，令人担忧的是，这些药物也会侵入除大脑之外的人体其他器官。

大约30年前，当时还是住院医师的爱德华·诺伊韦尔特（Edward A. Neuwelt，现在是一名神经外科医生，美国俄勒冈健康与科学大学血脑屏障计划的负责人）开创了一种完全不同的方法。他开发了第一套突破血脑屏障的手术方案。首先，他将甘露醇溶液注射到一条通向大脑的动脉之中。甘露醇溶液是高渗的，这意味着其中所含的溶质比脑血管内皮细胞中的更多。因此，这种溶液可以"吸走"细胞中的水分，使细胞皱缩，就像长时间浸泡在水中的指尖一样。皱缩使内皮细胞之间的紧密连接打开，留出足够大的空隙，从而使这条动脉血管传送来的药物可以经由这些空隙穿过血脑屏障。大约40分钟到两小时后，皱缩的内皮细胞又会膨胀恢复到正常大小，重新形成紧密连接，并再次密封屏障。

在将近20年的时间里，诺伊韦尔特一直使用这种技术，帮助一类非常特殊的病人打开血脑屏障。这些特殊病人都患有脑瘤，而且这类脑瘤对化学疗法敏感，只要相应的化学药物可以通过血脑屏障即可。

乔安妮·拉弗蒂（Joanie Lafferty）就是这类患者中的一位，早在2007年，她被诊断患有中枢神经系统淋巴瘤（lymphoma，一种从淋巴系统开始发病，随后扩散到大脑的癌症）。当时她57岁，是三个孩子的母亲。医生认为，她大约还可以活一个月。做过第一次大脑活检两周后，她首次来到俄勒冈健康与科学大学，当时她的身体右侧已经瘫痪。此前，她的保险公司曾警告她，不要接受这种手术，因为保险公司认为这种手术仍处于试验阶段，有可能引发中风，或造成永久性癫痫，甚至其他更糟的结果。但对于拉弗蒂而言，她已经没有什么顾虑了。"这是唯一的选择，"她说，"我想活下去。"

工作机理

穿越屏障

血脑屏障在保护大脑不受有害物质损伤的同时，也将可能拯救生命的物质排除在外。在医学界，将药物运送到大脑中来治疗脑瘤，或检测帕金森病新疗法的效果，一直都是重大难题。现在，研究人员正在开发一系列极具前景的技术，以期实现曾经难以想象的事情：安全地、暂时性地开启血脑屏障这个大脑的"大门"，以便药物顺利通过。

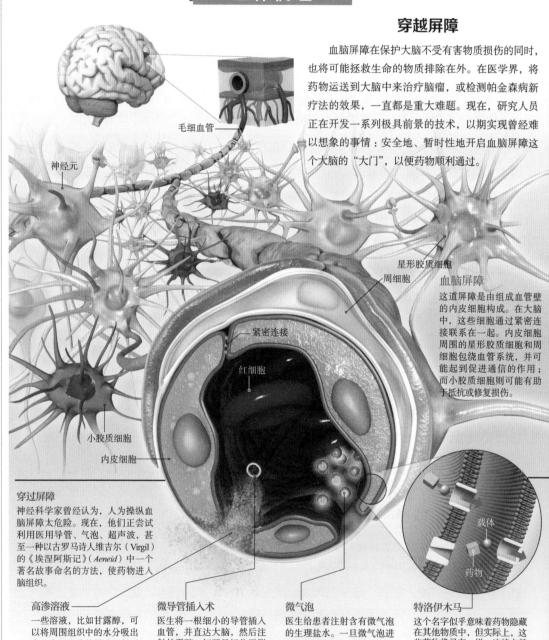

毛细血管

神经元

星形胶质细胞
周细胞

血脑屏障

这道屏障是由组成血管壁的内皮细胞构成。在大脑中，这些细胞通过紧密连接联系在一起。内皮细胞周围的星形胶质细胞和周细胞包绕血管系统，并可能起到促进通信的作用；而小胶质细胞则可能有助于抵抗或修复损伤。

紧密连接

红细胞

小胶质细胞

内皮细胞

载体

药物

穿过屏障

神经科学家曾经认为，人为操纵血脑屏障太危险。现在，他们正尝试利用医用导管、气泡、超声波，甚至一种以古罗马诗人维吉尔（Virgil）的《埃涅阿斯记》（*Aeneid*）中一个著名故事命名的方法，使药物进入脑组织。

高渗溶液

一些溶液，比如甘露醇，可以将周围组织中的水分吸出来。当医生将甘露醇注射到通向大脑的动脉中，它就可以吸收脑血管内皮细胞中的水分，使其皱缩。内皮细胞之间的紧密连接随之打开，药物就可以趁机进入大脑。

微导管插入术

医生将一根细小的导管插入血管，并直达大脑，然后注射甘露醇，打开目标位置附近很小范围内的血脑屏障。接下来，医生通过同一根导管注射药物。这种方法已经用于向中风患者大脑内传送抗凝血剂。

微气泡

医生给患者注射含有微气泡的生理盐水。一旦微气泡进入大脑，就可以通过一束聚焦超声波使它们在特定部位振动，血脑屏障随之打开，并允许药物通过。

特洛伊木马

这个名字似乎意味着药物隐藏在其他物质中，但实际上，这些药物像马车一样，连接在某种化合物的末端，而这种化合物本身可以自由通过血脑屏障。基因技术公司已经通过动物实验，证明这种方法是可行的，但开展人体试验至少还要好几年。

188

就这样，在被确诊仅几个星期后，拉弗蒂让诺伊韦尔特和他的团队从她的腹股沟插入一根导管，一直进入她的左侧颈动脉，然后通过导管来传送两种溶液：首先是高渗的甘露醇溶液，紧随其后的是化疗药物甲氨蝶呤（Methotrexate）。第二天，他们通过她的右侧颈动脉重复这个手术。一个月后，诺伊韦尔特和他的团队再次重复这个手术，并且在此后的一年里，每个月都进行相同的手术：首先通过左侧颈动脉，然后是右侧颈动脉，利用高渗的甘露醇溶液，打开她的血脑屏障，以便使化疗药物甲氨蝶呤可以迅速穿过血脑屏障，去攻击肿瘤。在完成第二次治疗后，拉弗蒂就已经可以摆脱轮椅，走出医院。两个月后，她全面康复了。五年之后，她依然健康地活着。

诺伊韦尔特的团队宣称，对于60岁以下的患者，手术后的平均生存期为13～14年，而且与标准的全脑放射治疗相比，接受这种手术治疗的患者认知能力明显更好。当然，并不是所有的抗癌药物都可以通过这种方法穿过血脑屏障，也并不是所有类型的脑瘤都可以通过这种手术进行治疗。到目前为止，只有少数药物经过实践检验，并被证明可以安全给药。由于这种手术需要通过颈动脉将甘露醇传送到整个大脑，这使得血脑屏障大幅度打开，从而有引起组织肿胀、感染和中毒的风险。

就在诺伊韦尔特和他的团队努力完善手术流程，并扩展手术的应用范围之际，其他医生也在研究替代方案，其中最有前景的一个是直接微导管插入术（microcatheterization）。与诺伊韦尔特的屏障破坏技术相似，这种方法也需要将一根导管插入血管中，并使用甘露醇溶液来打开屏障。然而与诺伊韦尔特的手术方案中导管终止于颈动脉不同，在直接微导管插入术中，微导管一路上行直达大脑，并且只在病灶附近的很小范围内打开血脑屏障。领导这项临床试验的是纽约长老会医院威尔康奈尔医学中心的神经外科医生约翰·布克瓦（John Boockvar）。他说："这是一种非常有针对性的治疗方案。"

至于这种方案与诺伊韦尔特的手术疗法相比究竟孰优孰劣，仍有待进一步研究。一方面，在更小的范围内打开血脑屏障，将降低组织肿胀和癫痫发作的风险，更别说还可以减少有毒副作用的化疗药物对脑组织的影响。但另一方面，正如诺伊韦尔特所指出的，在治疗全脑疾病（例如癌症和晚期阿尔茨海默病等）时，特定位点给药将是一个缺点。"使用微导管，你就只能攻击可以看到的肿瘤，"诺伊韦尔特说，"但仅就脑瘤而言，恰恰是那些你无法看到的肿瘤会最终杀死你。"

微导管插入术已经成为向中风患者大脑内传送抗凝血剂的一种常规方法，布克瓦和他的团队正在检验用这种方法传送一些抗肿瘤药物的功效。他们说，这种技术最终应该可以用于治疗阿尔茨海默病、帕金森病，而且从理论上来说，应该可以用于治疗需要对应的药物通过血脑屏障的任意一种大脑疾病。

另一种突破血脑屏障的策略基于聚焦超声波（focused ultrasound）和微气泡（microbubbles，指在显微镜下可见的气泡）技术。研究人员将含有微气泡的生理盐水注射到血液中，然后使用聚焦超声波束诱发气泡快速振动，从而在某个精确位置打开紧密连接。注射到血液中的药物随后就可以进入大脑。一段时间后，紧密连接重新形成，血脑屏障再次关闭。美国哈佛大学、哥伦比亚大学和其他一些机构的研究人员正在开发这种微气泡和聚焦超声波技术。研究结果已经证实，这一技术可以安全地用在猴子身上，并正在迅速向人体试验推进。

当然，破坏血脑屏障并不是让药物通过的唯一途径，另一种方法是将药物连接到一些可以自由通过血脑屏障中已有通道的化合物之上，从而使药物偷偷潜入大脑中。致力于开发此类药物的科学家，将它们称为"特洛伊木马"，这似乎有点名不副实。这类药物并不是藏匿在可以自由通过血脑屏障的化合物里面，而是像一辆马车一样，连接在其末端。即便如此，在某些情况下，这种方法也是有效的。由基因技术公司开发的一种"特洛伊木马"药物，在啮齿类动物实验中可以使大脑斑块减少47%。这种特殊的药物可以通过嵌入在血脑屏障中的铁转运受体，跨越屏障，进入大脑。美国加利福尼亚大学洛杉矶分校以及其他研究机构，也都在研发类似的药物，不仅包括针对阿尔茨海默病的药物，还包括针对其他神经退行性疾病的药物。这些研究都在朝着一个共同的目标推进，那就是开发出可以用于人体试验的药物。

更多研究

与此同时，其他许多领域的研究成果也在进一步阐释血脑屏障的重要性，从过去的疾病研究，正迅速扩展到关于发育和衰老基本过程的研究，而这两个领域分别代表着生命本身的起点和终点。20世纪20年代的一些试验表明，在新生儿体内，血脑屏障是不成熟的。至今，一些发育生物学家和血脑屏障研究人员依然坚持这种看法。但最近的研究已经证明，几乎在胚胎大脑中出现血管的同时，紧密连接就已经产生。事实上，研究人员已经开始猜测，血脑屏障在发育过程中起着至关重要的作用，为大脑提供了一个特殊的内部环境。假如没有这种环境，神经元很可能无法生长并相互连接。

然而，随着我们年龄的增长，这种特殊的内部环境可能开始遭到破坏。研究人员猜测，血脑屏障中发生的细微变化——也许是大脑脉管系统的重排，或者血脑屏障微小而缓慢的泄漏，总之就是血脑屏障出现的"恶意排列"——为一些年龄相关的神经退行性疾病的发生奠定了基础。"这是我们必须研究的下一个重大课题，"研究血脑屏障已经超过20年的德鲁斯说，"到目前为止，最大的收获似乎是，我们真正了解的还是太少了。"

扩展阅读

Development of the Blood-Brain Barrier: A Historical Point of View. Domenico Ribatti, Beatrice Nico, Enrico Crivellato and Marco Artico in *Anatomical Record*, Part B: New Anatomy, Vol. 289, No. 1, pages 3–8; 2006.
Engaging Neuroscience to Advance Translational Research in Brain Barrier Biology. Edward A. Neuwelt et al. in *Nature Reviews Neuroscience*, Vol. 12, No. 3, pages 169–182; March 2011.
Ultrasound Elasticity Imaging Laboratory at Columbia University. http://orion.bme.columbia.edu/ueil/research.php

搭建流行病探测网络

目前，研究人员正致力于为医疗机构研发一种新型设备，它可以即时探测几乎所有病原体。通过网络将这些设备整合起来，卫生部门能更早监测到疫情暴发，更及时地拯救生命。（原载于《科学美国人》中文版《环球科学》2014年第7期。）

撰文 / 戴维·埃克〔David J. Ecker〕

翻译 / 宁云佳 李淑芬

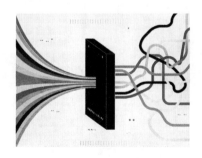

┤ 精彩速览 ├

新型生物传感器正在研发中，它们可以在数小时内，从病人的样本中鉴定出病毒、细菌、真菌等病原体的种类。

有了这样一种监控和分析设施，病人将会更及时地得到正确治疗，而医生也可以更好地判断是否有必要使用抗生素。

只要将200台新型生物传感器连接成一个网络，就可以为新发传染病或生物恐怖袭击发出早期预警。

构建这一预警系统的最大障碍通常来自政治和监管上的挑战，而非技术上的。

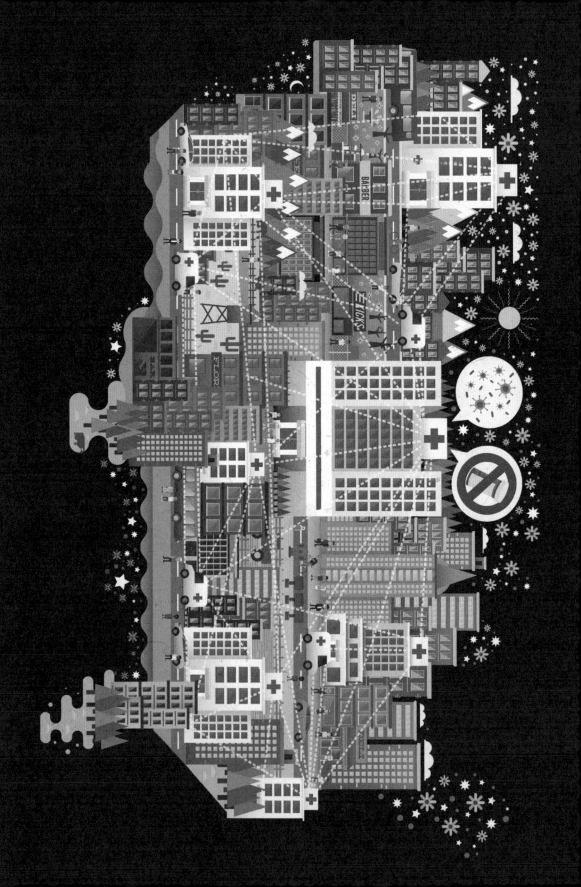

戴维·埃克是雅培公司（Abbott Company）旗下 Ibis Biosciences 股份有限公司的一名科学家兼发明家。

有一次，我从费城附近的一片旧墓地经过，看到墓碑上镌刻着逝者的生卒年月，不禁想到，直至20世纪初期，大多数人活不到50岁便离世了。而天花、流感和肺炎等传染病，正是致人早逝的罪魁祸首。

如今，随着环境卫生和营养条件的改善，疫苗和抗生素的应用，在发达国家因传染病所致的死亡案例已经非常少见。然而，由于很多病原微生物对现有药物产生了耐药性，而制药产业的步伐一直滞后，使得另一场危机逐步逼近——我们可能要再次回到那个传染病肆虐的年代。

滥用抗生素是导致这一问题的元凶之一，但也事出有因。目前的诊断设备通常无法快速鉴定出病人到底感染了哪种病原菌（对抗生素敏感的一类微生物）。多数情况下，需要用传统的细菌培养方法，来鉴定特定的致病菌株，但这个过程需耗费长达几天时间。贻误治疗时机可能会致命，所以医生可能会使用强效的广谱抗生素来应对多种可能的细菌感染。然而，这些药物虽然可以杀灭敏感病原菌，但对一些有耐药性的病菌却没有作用。在没有了竞争对手之后，这些耐药菌会疯狂地增殖，悄悄传播到其他人体内，等待合适的时机再让人致病。总之，这样的治疗手段虽然可以暂时维护病人的健康，但会不可避免地导致更多耐药菌的出现。

这一矛盾或许很快就能得到解决。新的分子生物传感器正在研发之中，借助这些仪器，医生可以快速确定病人感染的是细菌还是其他病原体，而且还能分辨出具体是哪种病原体。这类仪器的一个关键特征是，它能同时检测样本中几乎所有病原体，而不是一次只检测一种。而且，如果临床医生怀疑是细菌感染的话，也不必去猜测到底是哪种细菌。我在Ibis Biosiences公司的研究工作为设计这样的仪器打下了基础。其他公司的生物学家也在竞相研发同类产品。

　　未来几年内，这类快速诊断设备有望投入商用，出现在各大医院和诊所中。如果考虑和筹划更远的未来，我们或许应该将这些诊断设备整合在一起，更充分地发挥它们的价值：构建一个全国性甚至全球性的诊断网络，使它成为首个能在大范围地区内，对新发传染病、食源性疾病、全球性流行病以及潜在的生物恐怖袭击进行实时预警的系统。

更新换代的时机到了

　　目前，诊断感染性疾病的方法可以追溯到150年前由法国科学家巴斯德（Louis Pasteur）建立的微生物培养技术——临床医生采集病人的样本（比如病人的血液、黏液或尿液），接种到营养丰富的培养基上，让样本中的微生物进一步生长、增殖。一到两天之后，当微生物个体数量增殖到足够多时，实验技术人员就可以进行鉴定了。通过观察在不同药物的作用下这些微生物是否死亡，以及它们不同的死亡率，技术人员可以知道它们对不同药物的敏感度。即便这种方法不算太耗时，但对于治疗来说仍不够理想，因为有很多病原体不易培养，有些病原体需要在特定的培养介质或环境中才能生长。而且，在培养之前，有的病人已经接受过抗生素治疗，想要在这种条件下培养细菌就更加困难了。

　　我对感染性疾病的诊断和来源的追踪所产生的兴趣，源于美国国防部高级研究计划局（Defense Advanced Research Projects Agency）的一项工作——建立发现抗生素的新方法。我们当时的目标是从数以千计的化合物中筛选出一些新的、具有广谱抗菌活性的化合物。这些化合物之所以能够抑制多种细菌的生长，是因为它们可以破坏多种细菌共有的RNA，而这段RNA对于细菌的存活来说至关重要。

　　我和同事利用一种名叫质谱仪的设备分析化合物，看它们能否结合到细菌的RNA上。其实，质谱仪就像一杆秤，可以非常准确地"称"出分子的重量（准确地说，是测出分子的质量）。由于细菌RNA的分子量是已知的，我们很容易推算出结合在这些RNA上的化合物的质量。就好比你想知道你家狗狗的体重，只需抱着它，站在体重秤上称出总重量，再减去你自己的体重即可。当我们知道了结合在RNA上的化合物的质量，就能推算出它是哪种化合物，因为每种化合物都有特定的分子量。

工作原理

生物传感器

目前正在开发中的是一类集生物学、物理学和数学方法于一体的精密设备（见右图），它可以鉴定出 1000 多种病原体中的任意一种病菌。将一个国家或区域内的这类设备组建成一个网络，可以对传染病疫情暴发或生物恐怖袭击发出早期预警，同时也能为有效的治疗提供参考。

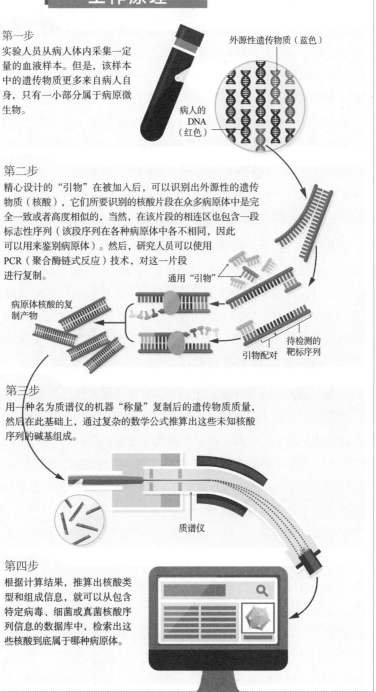

第一步
实验人员从病人体内采集一定量的血液样本。但是，该样本中的遗传物质更多来自病人自身，只有一小部分属于病原微生物。

外源性遗传物质（蓝色）

病人的DNA（红色）

第二步
精心设计的"引物"在被加入后，可以识别出外源性的遗传物质（核酸），它们所要识别的核酸片段在众多病原体中是完全一致或者高度相似的，当然，在该片段的相连区也包含一段标志性序列（该段序列在各种病原体中各不相同，因此可以用来鉴别病原体）。然后，研究人员可以使用PCR（聚合酶链式反应）技术，对这一片段进行复制。

通用"引物"

病原体核酸的复制产物

引物配对

待检测的靶标序列

第三步
用一种名为质谱仪的机器"称量"复制后的遗传物质质量，然后在此基础上，通过复杂的数学公式推算出这些未知核酸序列的碱基组成。

质谱仪

第四步
根据计算结果，推算出核酸类型和组成信息，就可以从包含特定病毒、细菌或真菌核酸序列信息的数据库中，检索出这些核酸到底属于哪种病原体。

我们很快又意识到，或许可以用类似的方法来鉴别细菌、病毒、真菌、寄生虫等病原体，只要"称量"它们的RNA或DNA的质量，就可以完成鉴别，因为核酸的重量与其种类直接相关。RNA和DNA的每条链都是由很多单元组成的，这些单元被称为核苷酸，共分为四种：A（腺嘌呤）、C（胞嘧啶）、G（鸟嘌呤）以及U（尿嘧啶，存在于RNA中）或T（胸腺嘧啶，存在于DNA中）。由于各种核苷酸（A、T、C、G和U）的分子量不同，依据质谱测定的结果，就能推算出某条核酸链上四种核苷酸的数量。例如，通过质谱测得一条DNA链的重量是38 765.05道尔顿，就可算出这条链必定含有43个腺嘌呤，28个鸟嘌呤，18个胞嘧啶以及35个胸腺嘧啶，因为只有这种组合方式，才不会出现DNA由非整数个核苷酸构成的情况，如果是其他的组合，算出的核苷酸数量都会出现非整数，而这在自然界中是不存在的。最后，这些核苷酸的组成信息就会告诉我们，拥有这种DNA的到底是何种微生物。

这种方法类似于一种简单的数学算法。例如，一个罐子中混合有若干枚崭新的25美分硬币（每枚重量是5.670克）和5美分的硬币（每枚重5.000克），想要知道里面到底有多少钱，只需要称出硬币的总重量就行了。比如，如果总重量为64.69克，那就可以肯定，其中只有7枚25美分以及5枚5美分硬币（计算公式为$64.69=5.67q+5n$，其中q和n分别代表两种硬币的数量，它们只能取正整数或者零）。如果25分硬币的数量不是7，就会使5分硬币的数量变成非整数。

要想从病人的样本中鉴别出病原体，首先要能区分病原体与病人DNA或RNA间的不同。通常情况下，来自病原体的外源性核酸数量相对较少，除非能获得更多的拷贝，否则很难做出有意义的诊断。不同于传统的在培养基中培养病原体的方法，我们采用另一种名为PCR（聚合酶链式反应，因其中含有能让核酸复制的酶而得名）的技术，让病人样本中的病原体DNA或RNA大量复制。虽然PCR技术早已广泛用于病原体的检测，但一直以来都局限于一次反应仅能检测一种或少数几种病原体。于是，我和同事决定，将PCR和质谱技术结合起来，这样一次反应就可以同时检测多种病原体。

为了获得可靠的结果，选择合适的待测核酸总量是非常关键的。我们会严格挑选目标DNA或RNA的片段，确保我们所选的目标片段存在于多种微生物中（如革兰氏阳性菌和革兰氏阴性菌）——在不同病原体中，即便不完全相同也要高度相似，而且还要有标志性序列与之相连（比如，通过这段序列，我们可以知晓它来自金黄色酿脓葡萄球菌）。通过精心挑选出的核酸序列，可在简化流程的同时，精准地鉴定出病原体所属的种类。通常，提取出病原体的RNA或DNA后，我们会在样本中加入"引物"（一段较短的DNA片段，可模拟活细胞中自然存在的一种机制，用来启动核酸的复制），选择性地使目标片段完成复制，以用于进一步检测。这个过程完成之后，再通过质谱仪对目标片段进行检测，获得一系列不同的数据。我们会将这些数据与数据库进行交叉比对——数据库中包含了超过1000种会使人类患病的病原体。

通过对软硬件进行整合，可以形成一种广泛适用的病原体探测仪，在几个小时内快速鉴定出导致疾病的病原体种类，还可以进一步了解它们有哪些特征。

2009年，当美国南加利福尼亚州不同区域的两名儿童（一名是9岁女孩，一名是10岁的男孩）同时出现类似流感的症状时，我得到了难得的机会，可以在真实情况下，测试我们构建的探测仪的性能。临床医生采集了两个孩子的咽拭子样本，并对样本进行了标准的流感快速筛查试验。结果显示，流感病毒是使孩子们生病的"罪魁祸首"，但无法确定具体是哪一株病毒造成了感染。

随后，样本送到了附近的圣迭戈海军健康研究中心（Naval Health Research Center），那里正在对探测仪的原型机进行大量的测试。探测仪准确诊断出两个孩子感染了同一种病毒，这种病毒之前从未见过。同时，探测仪还明确指出，这种病毒是近期在猪群中出现的，因为它们的RNA序列与数据库中来源于猪流感的病毒最为接近。

此外，这两个最早由质谱测出的病例序列（分别来源于上文中的两名儿童），与随后暴发疫情的猪流感病毒的RNA序列完全匹配，被称为"流感（H1N1）2009病毒"（中文名为"甲型H1N1流感病毒"）。尽管没人可以肯定地说预警挽救了生命，但可以肯定的是，它不会有什么坏处，而且拥有一项可以鉴定出新型病毒的常规技术，对于识别新的疫情暴发无疑具有重要价值。

与2009年迅速鉴定出新型流感病毒同样重要的是，病原探测仪可以在临床医生对病原体毫无头绪时大展身手。这种仪器同时也能帮助医生合理地选择临床用药。质谱数据在鉴定出细菌菌株的同时，还为菌株对不同抗生素的敏感性提供线索，从而让医生可以在有必要用药的情况下，迅速开出合适的抗生素。这样，即使病人感染的是耐药菌也有望很快康复，因为他们在第一时间接受了最佳的治疗方案。

从19世纪跨入21世纪

当我们把目光从个体转向整个社会，病原探测仪同样有着重要意义。利用这种技

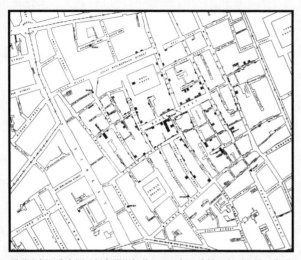

霍乱病例的分布图（黑色阴影部分）1854 年，伦敦一名叫约翰·斯诺的医师找到了该病的起源：一个公共水泵输送了被排泄物污染的水（红色标记）。如今，很多地方仍在使用类似的方法来追溯疫情和生物恐怖袭击的来源。作者提出，与现有的手段相比，基于病原探测仪的网络系统可以更迅速、高效地鉴定疫情的起源。

术，临床医生可以迅速确定某地区的病人是否感染了同一种病原体——如常引发食物中毒的沙门氏菌。你也许会期望，公共健康调查人员在获得信息后，立即启动老式的实地调查，通过采访病人，追溯他们最近的动向，从而确定他们是否存在共同之处：比如都光顾过某个餐馆，或食用过某些沙拉原料等。这种调查方式所遵循的基本原理与约翰·斯诺（John Snow）采用的非常相似——1854 年，斯诺就是用这种方法，追踪到引发伦敦霍乱疫情的源头，一个公用水泵。可是，这种方式需花费几周甚至数月时间才能得到最终结果。这也是通常只有在最严重的疫情暴发后，才会启动调查的原因。

其实，现在有更好的办法，而解决问题的关键或许正静静地躺在你的口袋里——就是今天大多数人都随身携带的手机。手机的系统软件或应用程序可以保存你的地理位置信息。此外，通信服务提供商可以通过收集基站信息，在任何指定的时间对人们的行踪进行准确定位。如果有人感染了可威胁到公共健康的病原体，只要他愿意在手机上分享最近的位置信息，流行病学家便可以快速确定，感染同一种病原体的人是否曾在特定时间去过同样的地方。

现行的流行病学调查会尊重公众隐私权，病原体探测系统中也同样需要重视这一点。后者可以更快获得答案，或许是这两种方法最大的不同。经过合理的配置之后，利用病原探测仪网络提供的数据，可以及时辨别出多种威胁，诸如流行病疫情暴发、生物恐怖袭击以及潜在（可能会威胁生命安全）的食品污染等公共事件。除此之外，公共卫生专家还可以立刻知道感染的来源在哪，这种威胁仅局限在一个城市，还是已经蔓延到多个城市了。根据需要，这些结果可以迅速地反馈给病人或卫生部门，医生也可以快速共享有效的治疗方法。

建立这样一个网络——我称之为"危机网",可以让医疗诊断和流行病学方法快速地从19世纪跨入21世纪。

探测仪网络

因为感染的传播过程可以理解为一个社会性网络,因此我们可以计算出,在一个活跃的网络中需要有多少台病原探测仪,才能在一个国家或地区构建一套有效的预警系统。最简单的解决方法是,运用一种名为蒙特卡洛模拟(Monte Carlo simulation)的数学模型,通过模拟不同的情景,估算出一系列可能的结果(许多投资公司一直在利用这种算法,用以评估在不同潜在的市场条件下,一个人的退休养老金是多少)。如果知道流行病学数据中的感染率、在何地有着何种症状的人会寻求卫生保健服务、人们预约诊断性检验的频率,以及各种病原体的潜伏时间,我们就能输入数据,成千上万次地运行数学模型,从而确定究竟需要多大的监控网络,才可以及时对某种病原体的全国性疫情暴发发出预警。

结果十分惊人。只要将200个分布在全国各地的医院连接至探测仪网络,这些精心挑选的医院就足以覆盖整个美国各大都市的人口。与华盛顿特区或圣迭戈规模相当的城市,只需将五家拥有通用探测仪的医院连接到网络中,有七个病人来急诊室就诊,即刻检测出公共卫生相关传染源(如流感、炭疽、瘟疫和食源性病原体)的概率就可以达到95%。

让人出乎意料的是,组网所需的设备非常少。我提出的"漏斗效应"能很好地解释这种现象:大多数病人会选择在家自行治疗,但病情严重的患者会设法到医院接受治疗(第一个"漏斗"),那里训练有素的医生(第二个"漏斗")会决定哪些病人需要接受检测。换句话说,我们不需要将探测仪投入人群中,因为这样做需要耗费更多的设备,而很多能够做出"正确(医疗)决定"的人会主动通过"漏斗"筛选接受检测。

之后,对公共卫生相关的一些常见感染性疾病,我做了计算机模拟,并用"危机网"在预警新疫情方面的表现与目前性能最佳的系统进行了对比,结果发现"危机网"优势明显。它可以比目前的系统早几天甚至几周发出预警。在现实生活中,哪怕是早几天预测出疫情的暴发,都可能挽救很多人的生命。通过有效的预测,医院可以对即将涌入的病人做好应对措施,卫生部门也可以尽早发放储备药品,调查人员则可以尽快确定某次恐怖袭击的源头。

下一步行动

经过计算，建立一个由200个医院组成的网络需要花费4000万美元（假设生物传感器的购买费用由医院承担），同时每年大概需要1500万美元来维护网络。2012年，当局对急性食源性传染病做了研究，如果要治愈其中14种常见致病菌，仅一年所花费的直接治疗成本和劳工损失就高达1400万美元。在美国，疾病控制与预防中心是追踪和监测疫情暴发的专业机构，因此，由它们来运行这个网络最具说服力。

此前，没有人曾开发出比"危机网"更精准的流行病监测系统。根据以往的经验，设计硬件和软件可能是最简单的部分。还有许多监管上、法律上和权限上的问题亟待解决。但最大的阻碍是，没有一个"股东"获得授权、想要或有机会来推动这个项目，尽管几乎地球上的每个人都可能从中受益。这需要医护人员、医院管理阶层、公共安全专家以及隐私维护者之间高度配合。而这对卫生保健系统比较分散，大部分医疗资源私有化的国家来说尤难实现。

在全社会范围内，对多种传染性疾病的诊断和提前预警进行整合，不仅会比现行的公共卫生和医疗措施更加有效，同时也将节省一大笔开支。搭载新一代诊断技术并结合现代网络和通信技术的监控系统，可以实现实时监控，它将改善对患者的护理，减少抗菌药物的使用，并在疫情或生物恐怖袭击提前预警及遏制等方面具有极大潜力。当然，它的成功最终要看我们是否足够聪明，是否可以共同努力打造一个更加智能化的公共卫生监控系统。

扩展阅读

Ibis T5000: A Universal Biosensor Approach for Microbiology. David J. Eckeret al. in *Nature Reviews Microbiology*, Vol. 6, pages 553–558; July 2008.
Comprehensive Biothreat Cluster Identification by PCR/Electrospray-Ionization Mass Spectrometry. Rangarajan Sampath et al. in *PLOS ONE*, Vol. 7, No. 6, Article No. e36528; June 29, 2012.
"Salvage Microbiology": Detection of Bacteria Directly from Clinical Specimens following Initiation of Antimicrobial Treatment. John J. Farrell et al. in *PLOS ONE*, Vol. 8, No. 6, Article No. e66349; June 25, 2013.
The Universal Biosensor. Gary Stix; November 2002.

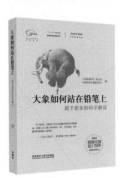

大象如何站在铅笔上

—— 超乎想象的科学解读

作者：史蒂夫·米尔斯基（Steve Mirsky）

内容简介：以风趣的语言和科学的视角，介绍最奇特、最有趣的科学轶事。

2015年国家新闻出版广电总局向全国青少年推荐百种优秀图书
第四届中国大学出版社图书奖优秀畅销书一等奖图书
《新京报》2014年度好书入围图书
《环球科学》2014年"最美科学阅读"图书

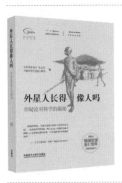

外星人长得像人吗

—— 怀疑论对科学的揭秘

作者：迈克尔·舍默（Michael Shermer）

内容简介：批判伪科学和不靠谱的传言，向读者展现理性思考。

《中国出版传媒商报》"2014年度中国影响力图书推展·第贰季"入选图书

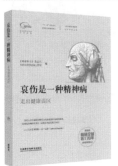

哀伤是一种精神病

—— 走出健康误区

作者：黛博拉·富兰克林（Deborah Franklin）等

内容简介：帮助读者正确认识疾病，树立科学的健康观念。

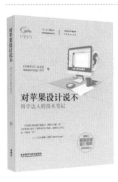

对苹果设计说不

—— 科学达人的技术笔记

作者：戴维·波格（David Pogue）等

内容简介：以广博、深刻的视角，睿智、诙谐的语言，探讨众多日常可及的科学与技术，评判对当今世界具有重大影响的科技事件。

推荐阅读

《科学美国人》精选系列

洞悉变革中的全球科技，汲取科学家的创新灵感

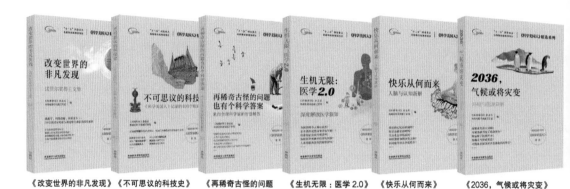

《改变世界的非凡发现》 《不可思议的科技史》 《再稀奇古怪的问题 《生机无限：医学 2.0》 《快乐从何而来》 《2036，气候或将灾变》
　　　　　　　　　　　　　　　　　　也有个科学答案》

《不可思议的科技史》：

2018年第九届吴大猷科学普及著作奖翻译类佳作奖获奖图书

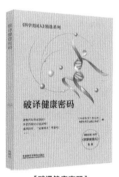 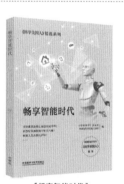 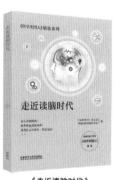 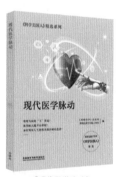

《破译健康密码》 　　 《畅享智能时代》 　　 《走近读脑时代》 　　 《现代医学脉动》

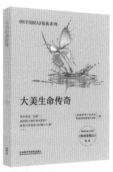 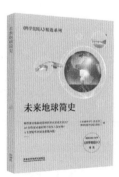 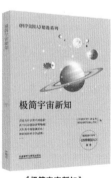 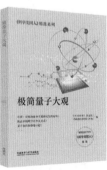

《大美生命传奇》 　　 《未来地球简史》 　　 《极简宇宙新知》 　　 《极简量子大观》

《未来地球简史》：

中华优秀科普图书榜2018年第二季度榜单图书